Kava-Kava

Iris Hammelmann

KAVA-KAVA

Bringen Sie Licht in Ihre Seele

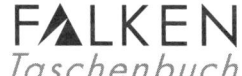

Im FALKEN Verlag sind zahlreiche Titel zur Naturheilkunde erschienen.
Sie sind überall dort erhältlich, wo es Bücher gibt.

Besuchen Sie uns auch im Internet: http://www.falken.de

Der Text dieses Buches entspricht den Regeln
der neuen deutschen Rechtschreibung.

Dieses Buch wurde auf chlorfrei gebleichtem
und säurefreiem Papier gedruckt.

Originalausgabe
ISBN 3 635 60514

© 1999 by FALKEN Verlag, 65527 Niedernhausen/Ts.
Die Verwertung der Texte und Bilder, auch auszugsweise, ist ohne Zustimmung des Verlags urheberrechtswidrig und strafbar. Dies gilt auch für Vervielfältigungen, Übersetzungen, Mikroverfilmungen und für die Verarbeitung mit elektronischen Systemen.

Umschlaggestaltung: Zembsch' Werkstatt, München
Gestaltung: Lohse Design, Büttelborn
Redaktion: Daniela Weise, München/Elke Müller
Herstellung: Michael Feuerer, Bad Aibling/Albert Brühl
Titelbild: Reinhard-Tierfoto, Heiligkreuzsteinach
Fotos: AKG photo, Berlin: S. 9, 10; **Beat Ernst**, Basel: S. 11, 14; **Reinhard-Tierfoto**, Heiligkreuzsteinach: S. 13; **Tony Stone Bilderwelten**, München/Stephen Rose: S. 68; **FALKEN Archiv**/Zöltsch: S. 45
Produktion: Buch-Werkstatt GmbH, Bad Aibling
Druck: Freiburger Graphische Betriebe GmbH, Freiburg

Die Ratschläge in diesem Buch sind von der Autorin und vom Verlag sorgfältig erwogen und geprüft, dennoch kann eine Garantie nicht übernommen werden. Eine Haftung der Autorin bzw. des Verlags und seiner Beauftragten für Personen-, Sach- und Vermögensschäden ist ausgeschlossen.

817 2635 4453 6271

Inhalt

Vorwort 7

Das ist Kava-Kava – ein wenig Theorie zuvor 8
  Herkunft und rituelle Verwendung 8
  Botanik 11
  Ernte und Verarbeitung 12
  Inhaltsstoffe 13
  Von der Theorie zur Praxis: die Anwendung 15

Beschwerden von A bis Z 17
  Angstzustände 18
  Bauchschmerzen 21
  Depressionen 22
  Halsschmerzen 25
  Hirnschlag 26
  Konzentrationsschwäche 27
  Migräne 29
  Muskelverspannungen 30
  Panikattacken 31
  Rheuma 36
  Rückenschmerzen 37
  Schlafschwierigkeiten 39
  Schmerzen 42
  Verdauungsbeschwerden 43
  Zahnschmerzen/Probleme mit dem Zahnfleisch 47

Kava-Kava – ein Aphrodisiakum 49
  Atmosphäre schaffen ohne Aphrodisiaka 50
  Sexual-Magie des Tantra-Yoga 51

Risiken und Nebenwirkungen von Kava-Präparaten 52

Allergische Reaktionen auf Kava-Präparate 56

Klinische Studien und Versuchsreihen 58
   Kava als Schmerzmittel 59
   Angst, Nervosität und Unruhe 59
   Operationsvorbereitung 61
   Einfluss von Kava in Kombination mit Alkohol 63
   Kava-Kava in Kombination mit Bromazepam 64
   Kavain beim Alkoholentzug 65
   Kavain bei Alterserkrankungen 67
   Kava-Präparate zur Behandlung des klimakterischen Syndroms 70

Erfahrungsberichte 72

Anhang 76
   Bezugsquellen 76
   Literaturempfehlungen 76
   Register 77

Vorwort

Wenn wir von der Südsee sprechen, fallen uns fröhliche Menschen mit strahlendem Lächeln ein und wir denken an Sonne, Urlaub und Wohlbefinden. Kein Wunder, dass gerade von dort eine Heilpflanze ihren Siegeszug nach Europa antritt, die Traurigkeit vertreibt und die Menschen zur Ruhe bringt. Die Rede ist vom Kava-Strauch, der Wiederentdeckung unter den natürlichen Tranquilizern. Polynesier und Fidschi-Insulaner brauen für ihre rituellen Feste seit Hunderten von Jahren einen Trunk aus der Wurzel oder dem Wurzelstock. Der Genuss versetzt sie nicht etwa in einen Rausch. Vielmehr lässt er die Konzentrations- und Reaktionsfähigkeit unangetastet. Das ist sicher ein Grund, weshalb Wissenschaftler hierzulande begonnen haben, sich für Kava-Kava zu interessieren. Und sie haben Erstaunliches herausgefunden: Die Wirkstoffe beruhigen tatsächlich die Nerven, lindern seelischen Druck und Depressionen sowie Angstzustände. Obwohl sie besser funktionieren als so manche Psychopharmaka, treiben sie nicht in die Abhängigkeit. Und das ist noch nicht alles. Neueste Forschungsergebnisse zeigen, dass die Pflanze außerdem ein hervorragendes Schmerzmittel ist, das sowohl vorbeugend, beispielsweise als Betäubungsmittel vor einer Operation, als auch akut bei einer Verletzung eingesetzt werden kann.

Lassen Sie sich in die Welt des „Rauschpfeffers" entführen und lernen Sie die Möglichkeiten kennen, die er Ihnen zur Behandlung zahlreicher Beschwerden bietet. Bedenken Sie dabei jedoch immer, dass dieses Büchlein Ihnen nur Grundsätzliches und Informatives über Kava-Kava näher bringen kann. Den Gang zum Arzt erspart es nicht.

Das ist Kava-Kava – ein wenig Theorie zuvor

Herkunft und rituelle Verwendung

Wir können davon ausgehen, dass der Kava-Strauch in der Südsee beheimatet ist. Wo er seinen Ursprung hat, ob in Papua-Neuguinea oder Polynesien, ist dagegen schwer zu sagen. Archäologische Funde sprechen dafür, dass das Ursprungsland der gegenwärtig zu Papua-Neuguinea gehörige Bismarck-Archipel ist. Entdeckt wurde er nach heutigen Erkenntnissen von James Cook (1728–1779), dem britischen Weltumsegler. Auf seiner dreijährigen Forschungreise erkundete er nicht nur fremde Landstriche, sondern auch deren Flora und Fauna. Die Ergebnisse seiner Arbeiten hielt er schriftlich fest. So berichtete er beispielsweise von regelrechten Kava-Zeremonien, bei denen die Einheimischen ihr Nationalgetränk zubereiteten. Er beobachtete die anregende Wirkung und stellte fest, dass die Strapazen der Reise nach dem Genuss leichter zu ertragen seien. Die Aufzeichnungen gerieten, als Cook wieder in der Heimat war, in die Hände des Botanikers Georg Forster. Der schloss sich dem Seefahrer auf seiner zweiten Weltumsegelung an. Er verfasste die erste Literatur über die Pflanzenwelt der Südsee und erwähnte dabei auch erstmals Kava-Kava. Der lateinische Name lautet *Piper methysticum*. Der Gattungsname *Piper* könnte aus einer Verstümmelung des Sanskritwortes *pippali* entstanden sein. Die Übersetzung lautet Pfeffer. Die Bezeichnung *methysticum* stammt vom griechischen *methyskomai* (sich berauschen) ab. Das erklärt die häufig benutzte Übersetzung Rauschpfeffer, die aber in die Irre führt, denn Kava-Kava ist kein Rauschmittel. Zu Ehren des als Entdecker geltenden Georg Forster trägt der Strauch übrigens die vollständige Bezeichnung *Piper methysticum Forster*.

Der Kava-Busch ist eine Arzneipflanze, die in der polynesischen Volksmedizin schon immer eine große Rolle spielte und dort vermutlich einige Jahrhunderte vor Christus bekannt war. Ein wässriger Auszug wurde als Schmerzmittel, bei Schlaflosigkeit, Fieber und Durchfall eingenommen. Man verabreichte ihn außerdem Schwangeren kurz vor der Niederkunft als nebenwirkungsfreie Betäubung. Doch es ging nicht nur um die Heilwirkung. Südsee-Insulaner genossen statt eines „Feierabendbierchens" auch einfach die angenehme Wirkung eines aus dem Wurzelstock gebrauten Trunks. Im alten Königreich Tonga gehörte die Kava-Zeremonie zu jeder Zusammenkunft, ob politischer oder religiöser Art. Frauen waren in dieser hoch entwickelten Kultur übrigens nicht zu den öffentlichen Versammlungen zugelassen. Und

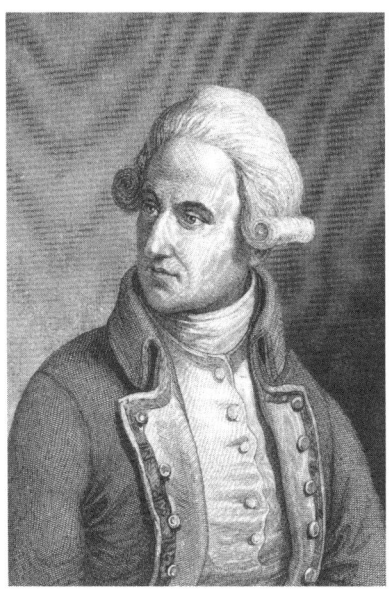

Gilt als Entdecker des Kava-Strauchs: der Weltumsegler James Cook

die Sitzordnung dieser Männerrunden zeigte deutlich an, wer welchen Rang einnahm. Auch war streng festgelegt, wer den Kava-Trunk mixte und wer als Helfer Anweisungen dazu erteilen durfte. Man muss sich vorstellen, dass der Kava-Zirkel immer in einem bestimmten Rahmen und nach genauen Regeln ablief. Selbst das Gefäß, in dem das Gebräu gereicht wurde, hatte seine traditionelle Bedeutung. Ob Hochzeit eines hochrangigen Würdenträgers oder Amtseinführung eines Häuptlings – das gemeinsame Trinken von Kava-Kava gehörte stets dazu. Zumindest so lange, bis Missionare die Sitten und Gebräuche glaubten umkrempeln zu müssen. Vielleicht aus purer Unkenntnis sorgten sie dafür, dass der Konsum eingeschränkt wurde. An die Stelle des unschädlichen Kava-Trunks trat in vielen Fällen der Alkohol. Bis heute konnte die alte Bedeutung von Kava-Kava bei rituellen Festen oder einfach im Alltag nicht wieder vollständig hergestellt werden. Man findet den Trunk je-

10 Das ist Kava-Kava – ein wenig Theorie zuvor

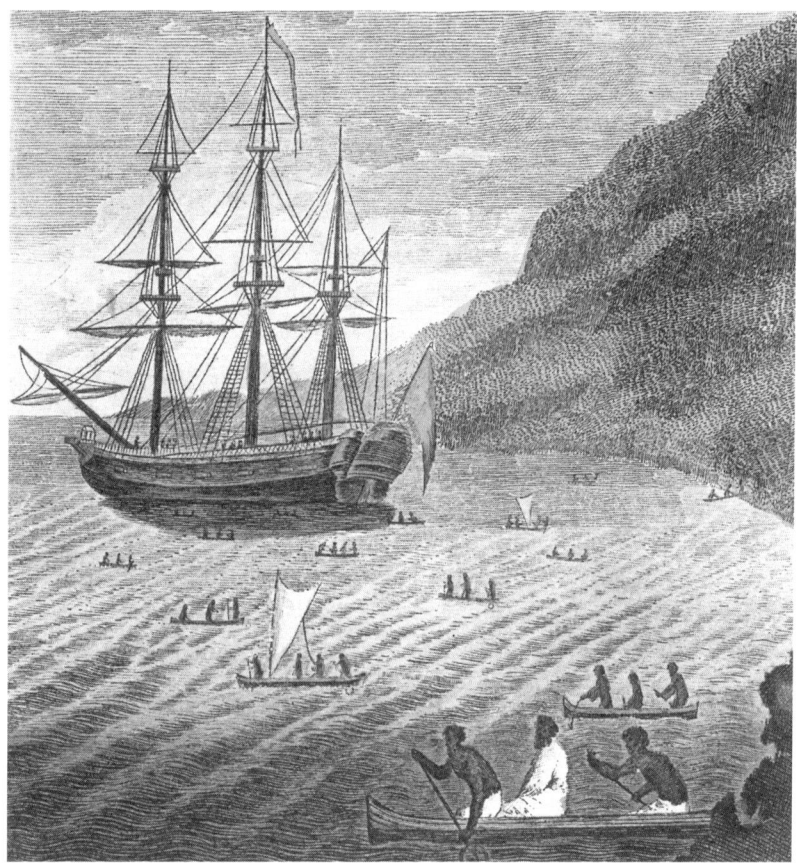

Mit dem Schiff Discovery erkundete James Cook die Südsee

doch noch auf Tonga, den Samoa-Inseln und den Fidschi-Inseln. Erfreulicherweise hat er auch seinen Weg nach Australien gefunden, wo Alkohol bekanntlich ein enormes Problem darstellt. Er wäre ein durch und durch positiver Ersatz für eine gefährliche Droge.

Übrigens sollten Sie wissen, dass der Begriff Kava-Kava (ehemalige Schreibweise Kawa-Kawa) in Europa und vielen Teilen der Welt heute zwar gebräuchlich ist, Sie könnten jedoch auch andere Bezeichnungen antreffen. Auf den Fidschi-Inseln sagt man beispielsweise Yaqona, auf Hawaii Awa und auf zwei mikronesischen Inseln Sakau bzw. Seka. Kava bedeutet in der polynesischen Sprache bitter, unangenehm im Geschmack. Wenn Sie sich entschließen sollten, Kava als Trunk zu probieren, statt auf Kapseln zurückzugreifen, werden Sie merken, dass dieser Name nicht von ungefähr kommt.

Botanik

Wie der Gattungsname schon sagt, gehört Kava-Kava zur Familie der Piperaceae, die sich in etwa 10 Gattungen und dann wieder in über 1000 Arten aufteilt. Eine genaue Gliederung vorzunehmen ist bis heute nicht vollständig gelungen. Der Strauch wächst üppig und dick und wird durchschnittlich ungefähr zwei Meter hoch. Bei guten Bedingungen kann ein Kava-Baum aber auch bis zu sechs Meter in die Höhe schießen. Hochlandgebiete bis zu 300 Meter über dem Meeresspiegel mit Temperaturen um 30 Grad im Sommer und viel Sonne sind ideale

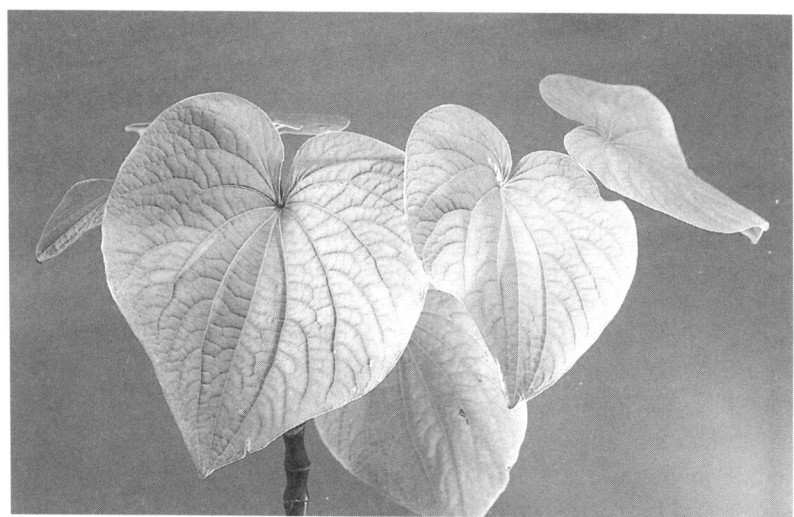

Die Blätter des Kava-Strauchs haben die Form eines Herzens

Standorte. Auffällig sind die knotigen Äste und die dunkelgrünen Blätter mit ihrer breiten ovalen Form und dem zum Stiel hin herzförmigen Schnitt. Die Blätter sind teilweise rötlich eingefärbt. Nur die Blütenstände männlicher Pflanzen blühen. Die zahlreichen kleinen Blüten stehen dabei sehr dicht beieinander. Für den Gebrauch der Pflanze kommen in erster Linie die mächtigen, bis zu zehn Kilogramm schweren Wurzelstöcke und kleinen Wurzeln in Frage. Allerdings werden manchmal selbst Blätter zur Herstellung der Droge genutzt. Dies ist allerdings höchst selten der Fall. Die Stängel der Blätter werden dagegen schon häufiger gebraucht. Auf den Fidschi-Inseln sollen sie als selbständiger Handelsartikel üblich sein. Vermutlich werden sie von der ärmeren Bevölkerung gekauft und gekaut, weil sie einfach billiger sind.

Ernte und Verarbeitung

Dort wo Kava heutzutage noch im Gebrauch ist, kann man beobachten, dass Einheimische eine Pflanze in der Nähe ihres Hauses haben. So sind sie stets mit Wurzelteilen oder Stängeln versorgt. Schon etwa drei Jahre nach dem Pflanzen eines Stecklings können erste Teile verwendet werden. Man sagt jedoch, dass die vollständige Wirkung erst nach ungefähr sechs Jahren erreicht ist. Dann hat der Wurzelstock seine ganze Kraft gesammelt. Wild wachsende Büsche werden heute kaum noch gefunden. In der Regel werden sie auf Anpflanzungen kultiviert. Der Boden wird gern mit Kalk bearbeitet, die jungen Pflänzchen werden beschnitten. Alle paar Jahre werden „verbrauchte" Büsche durch neue Ableger ersetzt. Bei der Verarbeitung von Rhizom (Wurzelstock), Hauptwurzel, feinfaserigen Nebenwurzeln und möglicherweise auch Stängeln und Blättern unterscheidet man, ob diese zum frischen Gebrauch bestimmt sind oder zu Kapseln oder Ähnlichem verarbeitet werden sollen. Ist der frische Gebrauch vorgesehen, müssen die Pflanzenteile im Grunde nur gründlich gereinigt werden. Der Abnehmer zerkleinert sie nicht selten selbst oder kaut sie. Bei späterer Verwendung als Kapsel oder Drogenpulver werden die Teile nach der Reinigung zum Teil geschnitten und geschält. Dann werden sie in vielen Fällen gemahlen. Für den Export wird aus Stängeln, Wurzeln und Rhizom ein Extrakt entzogen.

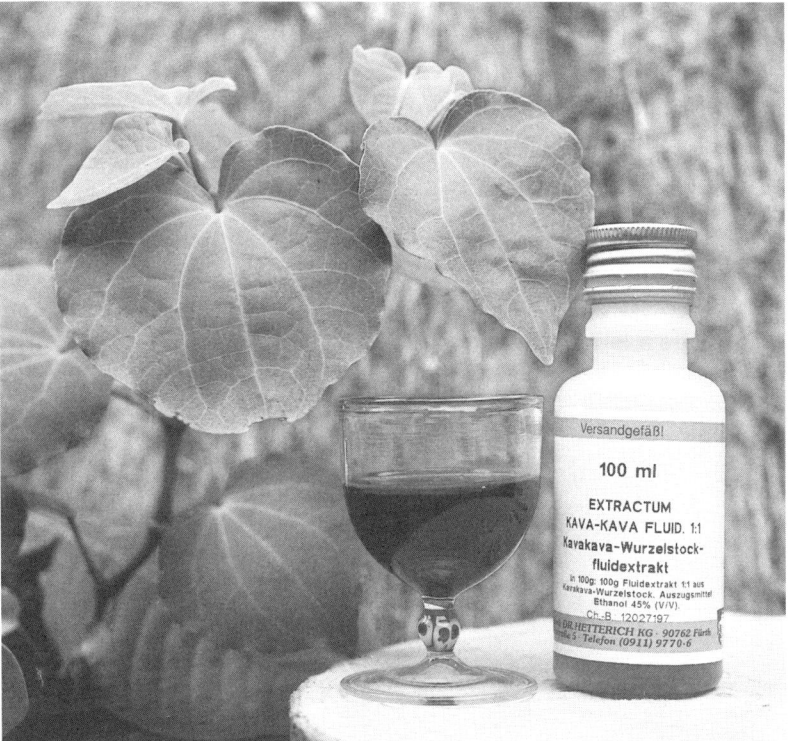

Extrakt aus den Wurzeln des Kava-Strauchs

Inhaltsstoffe

Schon Mitte des 19. Jahrhunderts ist es gelungen, erste Inhaltsstoffe des Kava-Strauchs zu isolieren. Sie brauchen sich nicht mit chemischen Formeln zu belasten, sollten aber einige Grundbegriffe kennen. Eine Pflanze besteht natürlich immer aus mehreren unterschiedlichen Bestandteilen, von denen nur einige wenige für eine bestimmte Heilwirkung verantwortlich sind. Die Kava-Wurzeln bestehen zu über 60 Prozent aus Kohlenhydraten. Darunter fasst man mehrere Nährstoffe zusammen, die für den menschlichen Organismus wichtig sind. Sie sind

14 Das ist Kava-Kava – ein wenig Theorie zuvor

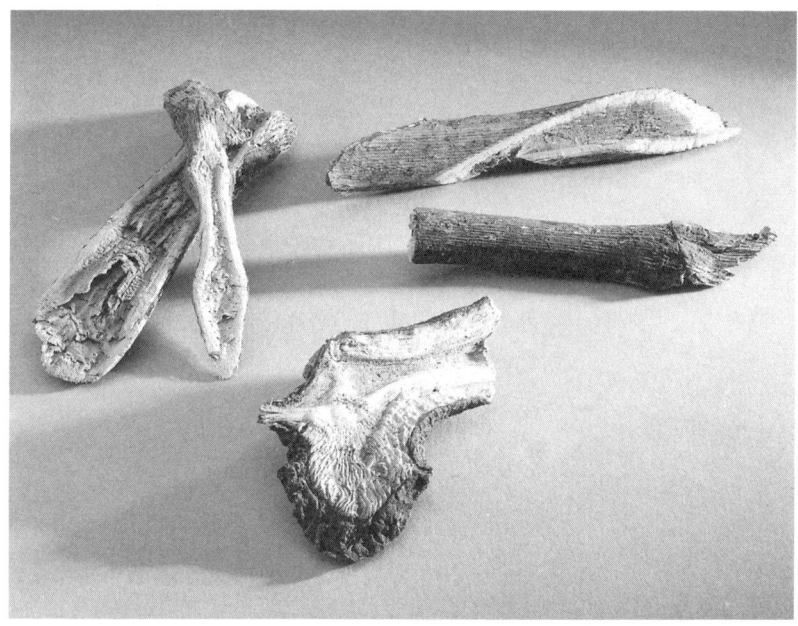

Vor allem die Wirkstoffe der Wurzeln, aber auch der Stängel werden genutzt

unter anderem für einen reibungslos funktionierenden Stoffwechsel zuständig. Stärke ist das mengenmäßig dominierende Kohlenhydrat in der Kava-Wurzel. Sie wird im Verdauungstrakt zu Traubenzucker aufgespalten. Neben rund 14 Prozent Wasser finden wir Proteine und Mineralstoffe in der Wurzelmasse. Als Proteine bezeichnet man die Gruppe der Eiweiße, die im Organismus gut die Hälfte der Trockenmasse ausmacht. Sie bestehen aus Kohlenstoff, Wasserstoff, Stickstoff, Schwefel und Sauerstoff. Ihre Aufgaben im menschlichen Körper sind vielfältig und von großer Bedeutung. Beispielsweise übernehmen sie Schutz- und Transportfunktionen. Auch als Stütz- und Gerüstsubstanzen im Gewebsaufbau spielen sie eine maßgebliche Rolle. Schließlich sei noch die Gruppe mineralischer Bestandteile erwähnt. Zu nennen sind beispielsweise Kalium, Natrium, Magnesium, Eisen oder Kalzium. Viele dieser Mineralstoffe sind Ihnen sicher ein Begriff als wichtige Bestandteile unseres Blutes oder auch der Knochen. Mineralstoffe werden vom Menschen mit Kot, Harn und Schweiß ausgeschieden und müssen durch die Nahrungsaufnahme wieder ergänzt werden. Auch bei Pflanzen existiert ein solcher Mineralstoffwechsel. Am Ende einer Vegetationsperiode oder durch das Abwerfen der Blätter verlieren Pflanzen aufgenommene Mineralien. Die für die Heilwirkung entscheidenden Inhaltsstoffe des Kava-Strauchs sind die sogenannten Kavapyrone. In Wurzeln, Stängeln und Wurzelstock sind sie in verschiedenen Verhältnissen zu finden. Der Gesamtgehalt ist in der Wurzel jedoch am höchsten. Die unterschiedlichen Zusammensetzungen kann man nicht als Qualitätsunterschiede werten, es werden ja auch alle drei Pflanzenteile zur Herstellung des Drogenpulvers verwendet. Hauptbestandteile der schwer wasserlöslichen Pyrone sind Kawain, Dihydrokawain, Methysticin, Dihydromethysticin und Yangonin. Sie stellen etwa 90 Prozent der gesamten Gruppe. Vielleicht werden Ihnen diese Begriffe begegnen, wenn Sie den Beipackzettel eines Kava-Präparates in den Händen haben. Diese Stoffe dämpfen die Erregbarkeit des Nervensystems und sind daher bei innerer Unruhe und Unausgeglichenheit sehr zu empfehlen. Diese Wirkung ist es auch, die Kava-Kava in Europa in erster Linie bekannt gemacht hat. Sie werden auf den folgenden Seiten allerdings entdecken, dass die Pflanze darüber hinaus noch viel mehr kann.

Von der Theorie zur Praxis: die Anwendung

Glücklicherweise werden heute Kapseln und andere Fertigpräparate angeboten. Das erspart Ihnen die vielleicht etwas gewöhnungsbedürftige traditionelle Form der Einnahme. Im alten Polynesien wurden Wurzeln und Wurzelstöcke gründlich gereinigt, indem man sie mit einem Messer abschabte. Dann schnitt man sie in mundgerechte Würfel. Meist junge Menschen, die noch über ein gutes Gebiss verfügten, kauten diese Pflanzenteile dann gründlich durch, ohne viel Speichel zuzufügen. Diese Anwendungsart empfiehlt sich mit jungen Wurzeln, da diese, je älter sie werden, zunehmend verholzen und entsprechend schwerer zu kauen sind. Aus der zerkauten Masse wurden Kugeln geformt, die mit kaltem Wasser übergossen und damit verknetet wurden. Schließlich haben die Polynesier das trübe Getränk gefiltert, um Pflanzenfasern zu entfernen. Es wird auch berichtet, dass Eingeborene Kava gekaut und mit reichlich Speichel in ein Gefäß mit Wasser gespuckt haben. Diese nicht gerade appetitliche Mischung wurde kurz stehen gelassen und dann abgeseiht. Der fertige Kava-Trunk wurde stets für den jeweiligen Gebrauch zubereitet und frisch getrunken. Diese von Missionaren als unhygienisch verteufelte Anwendungsweisen kommen heute nur noch sehr selten bei einigen Stämmen in Papua-Neuguinea vor. Ansonsten werden getrocknete Pflanzenteile gemahlen. Das so entstandene Drogenpulver wird ebenfalls mit kaltem Wasser aufgegossen. Diese Mischung lässt man 24 Stunden stehen und seiht sie dann ab. Manche Anwender sind der Meinung, dass das alte Verfahren des Kauens die beste Wirkung auslöst. Da es jedoch schwierig sein dürfte, ganze Pflanzenteile zu kaufen, und sowohl der Geschmack als auch das betäubte Gefühl im Mund mehr als ungewohnt sind, sollten Sie die Verwendung von Pulver, Kapseln oder Tropfen vorziehen.

Beschwerden von A bis Z

Wie bereits erwähnt, kommt der Kava-Pflanze die größte Bedeutung im Bereich der Psychophytopharmaka zu – ein schwieriges Wort, hinter dem sich nichts anderes verbirgt als pflanzliche Wirkstoffe, die der Psyche wohl tun. Man darf ihn nicht mit dem Begriff Psychopharmaka verwechseln, der heute kritische Bedenken und sogar Angst heraufbeschwört. Das ist verständlich. Gerade das Nervensystem und das Gehirn des Menschen sind noch völlig unzureichend erforscht. Liegen nun aber Störungen in diesen Bereichen vor, ist die Verabreichung von Medikamenten häufig nicht mehr als ein Versuch. Dazu kommt, dass die Psyche unsere gesamte Gefühlswelt einschließt. Wer will beurteilen, wann Gefühle und Empfindungen krank machen und behandlungsbedürftig sind? Auch ist bekannt, dass gerade mit solchen Präparaten schon viel Übles angerichtet wurde. Bestimmte Psychopharmaka stellen den Patienten ruhig. Damit sind möglicherweise Symptome eingegrenzt, Ursachen können so jedoch nicht ergründet oder gar behoben werden. Dennoch wirken die Betroffenen auf den ersten Blick vielleicht wieder ausgeglichen. Es entsteht der Eindruck, das verwendete Mittel habe tatsächlich gewirkt. Was passiert aber, wenn es abgesetzt wird? Nicht selten treten die Symptome dann erneut auf. Es ergibt sich ein Teufelskreis, der den Patienten womöglich in die Abhängigkeit treibt. Bedenken Sie auch, dass ruhig stellende Medikamente häufig zu Antriebslosigkeit und Konzentrationsschwäche führen. Da kann es schnell passieren, dass diese Erscheinungsbilder wiederum mit anderen Präparaten bekämpft werden müssen – der Anfang endlosen Tablettenschluckens.

Kava-Kava zeichnet sich dadurch aus, dass es nicht süchtig macht. Außerdem entsteht keine Benommenheit, sondern der Anwender bleibt geistig völlig wach. Zu Wirkungen und Nebenwirkungen werden Sie später in diesem Büchlein noch mehr erfahren. Diese Dinge seien nur vorab gesagt, weil sie zu den größten Vorzügen der Pflanze in ihrem wichtigsten Anwendungsbereich gehören. Trotzdem möchte ich darauf hinweisen, dass seelische Ausgeglichenheit und innere Ruhe idealerweise durch einen gesunden Lebenswandel und möglicherweise durch unterschiedliche Entspannungsmethoden erreicht werden sollten. Mit chemischen Mitteln nachzuhelfen ist mehr als bedenklich. Wenn es aber gar nicht anders geht oder Sie in einer Situation nicht aus eigener Kraft zu Ihrer Ruhe zurückfinden, sind pflanzliche Produkte und darunter Kava-Kava unbedingt vorzuziehen.

Angstzustände

Wer Angst einfach nur als ein Gefühl abtut und als Krankheit nicht ernst nimmt, macht einen Fehler. Natürlich sollte man nicht jeden Anflug von Unbehagen überbewerten. Außerdem gibt es ja durchaus Situationen, die selbst dem robustesten Menschen Angst einflößen. Der Körper reagiert mit der Produktion von Adrenalin. Dieses anregende Hormon versetzt uns in die Lage, Kräfte zu mobilisieren und – hier liegt der ursprüngliche Sinn – die Flucht zu ergreifen. So gesehen hat Angst sogar seine Berechtigung und war zur Zeit der Höhlenmenschen fast eine Art Lebensversicherung. Problematisch wird es, wenn Panik, Unsicherheit und Sorge zum Dauerzustand werden oder aus heiterem Himmel ohne jeden ersichtlichen Grund über den Betroffenen hereinbrechen.

Auch so genannte Phobien oder Zwänge müssen hier genannt werden. Eine der bekanntesten Phobien ist wohl die Angst vor Spinnen. Die mag in tropischen Gegenden durchaus einen vernünftigen Hintergrund haben. Im nördlichen Europa jedoch gibt es keinen Grund, beim Anblick einer gewöhnlichen Hausspinne Schweißausbrüche und wackelige Knie zu bekommen und blass zu werden. Und trotzdem passiert es. Bei derartigen Angstzuständen besteht die Gefahr völlig irrationaler Reaktionen, die nicht selten problematische Konsequenzen mit sich bringen können. Man stelle sich nur einmal vor, um bei dem Beispiel zu bleiben, dass ein Mensch mit Spinnenangst ein solches Krabbeltier im Auto entdeckt, während er selbst am Steuer sitzt. Dies zeigt, dass eine solche

Phobie die gesamte Lebensqualität beeinträchtigt. Wer nicht selbst den Weg aus der Angst findet, sollte unbedingt professionelle Hilfe in Anspruch nehmen. Auch mit körperlichen Folgen muss sonst gerechnet werden. So können beispielsweise Schmerzen, Übelkeit, Verspannungen und Schlaflosigkeit bis hin zu Atemschwierigkeiten und Herzrhythmusstörungen auftreten.

Das können Sie tun

- *Ernährung:* Auch wenn der Zusammenhang im ersten Moment nicht gleich ersichtlich sein mag – die richtige Ernährung hat einen großen Einfluss auf unser Nervensystem. Wenn Ihre Nerven also blank liegen, weil Sie ständig damit rechnen, in einer Ecke die nächste Spinne zu entdecken oder grundlos von einer Angstattacke heimgesucht zu werden, sollten Sie hier ansetzen. Verzichten Sie auf aufputschende Getränke wie Kaffee, schwarzen Tee oder Cola. Auch der Zigarettenkonsum sollte eingeschränkt werden. Füttern Sie Ihre Nerven mit Obst, frischem Gemüse und Salat. Der Saft von Karotten ist ebenso zu empfehlen wie Nüsse. Sie erreichen mit einer bewusst eingesetzten Ernährung, dass Ihr Schlaf ruhiger und Ihr Nervenkostüm gestärkt wird.
- *Sport treiben:* Wer sich regelmäßig bewegt, kurbelt den Stoffwechsel an und stärkt so den Organismus. Das ist wichtig, um die körperlichen Begleiterscheinungen von krankhaften Angstzuständen besser zu verkraften. Besonders empfehlenswert sind Ausdauersportarten wie Laufen oder Schwimmen, die möglichst an der frischen Luft ausgeübt werden sollten. Übrigens: Weglaufen im wahrsten Sinne des Wortes ist eine gute Sofortmaßnahme. Wenn Sie von unbestimmten Angstgefühlen heimgesucht werden, ziehen Sie die Schuhe an und rennen ein Stück. Sie geben damit Ihrem Urinstinkt nach und lösen möglicherweise gleich Verspannungen.
- *Positiv denken:* Das sagt sich so leicht, ist aber nicht immer so einfach umzusetzen. Und trotzdem: Denken Sie nicht, was alles passieren kann, wenn Sie den Städtetrip nach Paris mitmachen. Konzentrieren Sie sich auf die aufregenden Erlebnisse, die Sie dort wahrscheinlich erwarten. Stellen Sie sich die schönen Dinge einer Sache vor. Das heißt nicht, dass

man die Augen vor negativen Aspekten verschließen sollte. Wer aber nur die sieht, sogar bevor sie überhaupt eintreten, kann sich über das Positive nicht mehr freuen und versinkt in der Angst.

* *Beschäftigung:* Wenn Langeweile aufkommt, hat die Angst eine größere Chance, sich einzuschleichen. Beschäftigen Sie sich mit Themen, die Sie interessieren, und kümmern Sie sich um andere Menschen. Wer sich zu viel mit sich selbst befasst, sieht die eigenen Probleme überdimensional groß. Der Blick über den Tellerrand zeigt einem manchmal sehr schnell, dass andere es viel schwerer haben und man selbst eigentlich dankbar sein sollte, statt zu klagen und sich ständig zu sorgen. Aber auch hier sei vor Übertreibung gewarnt. Verdrängung der Angst ist nämlich nicht das Zauberwort. Und wer sich zu sehr in Arbeit stürzt, riskiert unter Umständen, von dem Gefühl zu versagen in neue Ängste getrieben zu werden.

* *Schlaf:* Neue Erkenntnisse bestätigen, dass Schlaf für die seelische Gesundheit wesentlich ist. Achten Sie deshalb darauf, dass Sie genug schlafen, um zur Besserung Ihres Zustands beizutragen. Umgekehrt können Ängste natürlich Schlafschwierigkeiten mit sich bringen. Dann ist es manchmal sogar angebracht mit pflanzlichen Mitteln nachzuhelfen.

Das können Kava-Präparate erreichen

Viele natürliche Methoden und pflanzliche Präparate können helfen, die Angst zu lindern. Auf Dauer kommen Sie jedoch nicht darum herum, die Ursache anzugreifen. Sonst bekämpfen Sie ein Leben lang die Symptome, die Sie aber eigentlich gar nicht haben sollten. Um zur Ruhe zu kommen, bietet sich neben Autogenem Training oder Yoga die Aromatherapie an. Düfte haben einen immens großen Einfluss, weil sie direkt an der Stelle des Nervensystems ansetzen, das für Emotionen zuständig ist. Auch die Pflanzenheilkunde bietet eine reiche Palette an. Baldrian kann zum Beispiel helfen, wenn die Angst Ihnen den Schlaf raubt. Auch Ysop oder natürlich Johanniskraut sind zur Bekämpfung von Trübsinn und innerer Unruhe geeignet. Kava-Kava übertrifft die Wirkung unserer heimischen Heilpflanzen bei weitem. Die am häufigsten auftretenden Symptome der Angst werden hervorragend gemildert, wenn nicht gar beseitigt. So bremst der Wirkstoff Nervosität und innere Unruhe, verhilft zu ruhigem Schlaf und mindert das häufig auftretende Gefühl permanenter Überforderung. Selbst Menschen, die chemische Psychopharmaka eingenommen haben, erleben einigen Studien zufolge die Umstellung auf Kava-Präparate als positiv. Man kann damit also eine Abhängigkeit beenden oder schon im Vorfeld vermeiden. Es ist allerdings zu sagen, dass für eine Therapie etwas Geduld erforderlich ist. Erst nach einigen Tagen bis zu zwei Wochen entfaltet sich die Wirkung der Kavapyrone voll. Ein kleiner Nachteil, wenn man bedenkt, dass im Jahr 1995 270 Millionen Dosen chemischer Psychopharmaka täglich verordnet wurden!

Bauchschmerzen

Jeder kennt das Ziehen und Zwicken im Bauch. Man bekommt es, wenn man zu viel gegessen hat oder auch wenn man stark gewürzte, sehr fette oder gar verdorbene Nahrung zu sich genommen hat. Normalerweise gehen Bauchschmerzen von alleine wieder weg. Spätestens nach einer Magen- oder Darmentleerung fühlt man sich meist wieder besser. Wenn Sie allerdings nicht wissen, woher die Bauchschmerzen kommen, sollten Sie einen Arzt aufsuchen. Vor allem dann, wenn die Symptome mehrere Stunden anhalten oder in Abständen wieder auftreten. Es können sich nämlich diverse schwerwiegende Erkrankungen dahinter verbergen, die umgehend – egal zu welcher Tages- oder Nachtzeit – behandelt werden müssen. Eine Verzögerung der Betreuung bei einer Bauchfell- oder einer Blinddarmentzündung kann fatale Folgen haben. Sofern es sich um leichte Bauchschmerzen aufgrund von Ernährungsfehlern oder bei Frauen vor der Menstruation handelt, können Sie selbst eine Menge tun, um diese zu lindern.

Das können Sie tun

- *Hinlegen und entspannen:* Geben Sie Ihren inneren Organen möglichst viel Platz. Wenn Magen und Darm zusammengepresst werden, gehen die Schmerzen sicher nicht weg. Auch enge Kleidung verschlim-

mert die Symptome. Vermeiden Sie alles, was den Bauch einschnürt. Strecken Sie sich aus und versuchen Sie sich zu entspannen.
- *Wärme:* Die gute alte Wärmflasche hat bei Bauchschmerzen noch lange nicht ausgedient.
- *Tee:* Die heilende Wirkung von Kamillentee lässt sich bei Magenverstimmungen besonders gut nutzen. Bringen Sie Wasser zum Kochen, lassen Sie es etwa 10 Minuten stehen und übergießen Sie die Kamillenblüten damit. Lassen Sie das Ganze ein paar Minuten ziehen, seihen Sie die Flüssigkeit ab und trinken Sie diese möglichst heiß. Auf Industriezucker sollten Sie verzichten. Wenn es nicht anders geht, können Sie mit etwas Honig süßen. Auch Ingwertee bietet sich an. Er löst Verkrampfungen, die für schmerzhafte Blähungen sorgen können. Schneiden Sie einige Scheiben vom Wurzelstock ab und übergießen Sie diese mit kochendem Wasser. Die Zubereitung erfolgt wie bei jedem anderen Tee auch. Allerdings sollten Sie Ingwertee etwa zehn Minuten ziehen lassen, damit die Wirkung zum Tragen kommt.

Das können Kava-Präparate erreichen

Es gibt Menschen, die vor lauter Stress und chronischer Belastung ständig einen angespannten Bauch haben. Dass das auf Dauer Beschwerden mit sich bringt, ist verständlich. Wenn es Ihnen so geht, sollten Sie über eine Entspannungsmethode nachdenken. Sie sollten aber auch Kava-Kava kennen lernen, denn es wird Ihnen helfen, zur Ruhe zu kommen, und Sie bei der Entspannung unterstützen. Konkret wirken sich die muskelrelaxierenden Eigenschaften auch auf die Bauchmuskeln günstig aus, so dass eine Linderung erreicht werden kann.

Depressionen

Wie bei den beschriebenen Angstzuständen (Seite 18) haben wir es hier mit einem Krankheitsbild zu tun, das viel zu oft auf die leichte Schulter genommen wird. Und ebenso wie bei Angstzuständen muss hier sorgfältig unterschieden werden, ob es sich um eine vorübergehende Phase von Unzufriedenheit oder Trauer handelt oder ob dieser Zustand chronisch wird und nicht einmal mehr einen bestimmten Auslöser braucht. Und auch innerhalb des Krankheitsbildes Depression gibt es eine wichtige Unterscheidung, die mit dem Auslöser zu tun hat. Man spricht von einer reaktiven Depression, wenn sie als Folge auf eine bestimmte Veränderung im Leben eintritt, also durch äußere Einflüsse hervorgerufen ist. Solche Veränderungen sind häufig negativer Art und von einschneidender Konsequenz. Der Verlust eines Menschen, eine schwere Krankheit, die einen selbst betrifft, oder auch der Verlust des Arbeitsplatzes sind typische Beispiele. Aber es können auch Ursachen im Spiel sein, die eigentlich positiv sind. Ein typisches Beispiel ist hier die Depression nach der Geburt eines Kindes. Wenn eine Frau darauf depressiv reagiert, heißt das nicht, dass sie in Wirklichkeit gar kein Kind will und sich nicht freut. Sie wird nur einfach mit der grundlegend veränderten Situation nicht fertig. Sich von lieben Gewohnheiten und Tagesroutinen verabschieden zu müssen stellt für manche Menschen ein großes Problem dar, das sie alleine nicht bewältigen können. Wer das versteht, kann eher nachvollziehen, warum selbst Ereignisse wie der Umzug in ein größeres Haus oder in eine schönere Umgebung Auslöser sein können.

Neben den reaktiven Depressionen gibt es die endogenen. Hier sind die Ursachen oft nicht erkennbar, weil sie meistens schon lange zurückliegen. Verdrängter, nicht bewältigter Stress kann über Jahre zu biochemischen Veränderungen im Körper führen. Aber auch Schwangerschaft, Wechseljahre oder bestimmte Medikamente können diesen Effekt haben. Man sagt, dass es sich bei einer endogenen um eine aus dem Inneren kommende Depression handelt. Betroffene werden davon meist aus heiterem Himmel befallen und haben mit körperlichen Begleiterscheinungen in der Regel mehr zu kämpfen als reaktiv Depressive.

Unabhängig davon, um welche Krankheitsform es sich handelt, muss man leider sagen, dass es für den Laien schwierig ist, eine Depression zu erkennen. Wer bei sich mehrere der folgenden Anzeichen über einen Zeitraum von mehreren Wochen oder sogar Monaten beobachtet, sollte ein Gespräch mit einem Psychotherapeuten führen. Wenn Sie den Weg dorthin scheuen, können Sie auch vorab mit Ihrem Hausarzt sprechen.

- Antriebslosigkeit
- Düstere Stimmung, negative Einstellung zum Leben und zur Zukunft
- Angst, Anspannung
- Nervosität, Unruhe
- Mangelnde Energie
- Zurückgezogenheit
- Schlaflosigkeit
- Appetitlosigkeit
- Gewichtsverlust
- Selbstmordgedanken

Schließlich sollte noch die manisch-depressive Erkrankung genannt werden. Hier sind extreme Stimmungslagen zu beobachten, die in völlig unterschiedlichen Abständen wechseln können. Die manische Phase zeichnet sich dadurch aus, dass der Betroffene rastlos, euphorisch, überdreht und redselig ist. Nicht selten geht ein solcher Abschnitt mit Selbstüberschätzung einher. Sobald die depressive Phase folgt, hat man den Eindruck, der Patient sei in ein tiefes dunkles Loch gefallen. Seine Bewegungen und Gedanken sind schleppend langsam. Ihm scheint jede Energie entzogen zu sein.

Das können Sie tun

- *Das Wohlbefinden steigern:* Im Grunde ist alles für Sie gut, was das allgemeine Wohlbefinden steigert. Im Einzelnen sollten Sie Ihre Nerven stärken (siehe Seite 19). Nehmen Sie sich Zeit für sich selbst, lassen Sie Gefühle zu und weinen Sie ruhig auch mal, wenn Ihnen danach ist. Schlafen Sie ausreichend. Acht Stunden pro Nacht sollten es schon sein.
- *Gesprächskreise oder Gesprächstherapien:* Wenden Sie sich in jedem Fall an einen Fachmann bzw. eine Fachfrau, der oder die Ihnen verschiedene Wege aus der Depression aufzeigen kann. Wie bei den Angstzuständen sei auch an dieser Stelle vor der Einnahme von Medikamenten gewarnt. Sie heilen die Depression nicht. Allerdings sind sie eine Unterstützung, um tägliche Arbeiten erledigen und am sozialen Leben teilhaben zu können. Lassen Sie sich daher von einem Arzt beraten, dem Sie vertrauen.

Das können Kava-Präparate erreichen

Die Einnahme eines Kava-Präparates kann eine Psychotherapie hervorragend unterstützen. Bei vielen Anwendern stellt sich ein Gefühl der Zufriedenheit und Heiterkeit ein. Sie werden sich weniger angespannt fühlen, wieder Antrieb und Energie haben. Vielfach wird auch berichtet, dass Kava den Appetit anregt. Damit lässt sich also der weitere Gewichtsverlust stoppen, der wiederum körperliche Schäden und Kraftlosigkeit zur Folge hätte.

Halsschmerzen

Eine Halsentzündung ist oft ein Vorbote für einen Infekt. Viele Menschen wissen, dass sie sich auf eine Erkältung oder gar auf eine Grippe einstellen müssen, wenn sie verräterisches Kratzen im Hals spüren. Sie können vorbeugen, indem Sie gerade bei nasskaltem Wetter einen Schal oder einen hohen Kragen tragen, so dass der Hals warm und trocken gehalten wird. Wenn es einen „erwischt" hat, kann man die Symptome auf vielfältige Weise lindern. Sollten Sie häufig von Entzündungen der Schleimhäute im Mund- und Rachenraum heimgesucht werden, müssen Sie der Ursache auf den Grund gehen. Die Beschwerden können sonst leicht chronisch werden, wenn sie nicht richtig ausgeheilt werden.

Das können Sie tun

Es gibt viele alte Hausmittel, die bei Halsschmerzen helfen, beispielsweise folgende:

- *Gurgeln und Tee trinken:* Gurgeln Sie zum Beispiel mit Salbei- oder Ingwertee und trinken Sie diese heilsamen Tees möglichst oft (den Salbeitee nicht über einen längeren Zeitraum einnehmen).
- *Inhalationen:* Bereiten Sie sich zum Beispiel einen Aufguss aus Kamillenblüten zu und atmen Sie die Dämpfe tief ein. Es empfiehlt sich, eine weite Schüssel zu verwenden und ein Tuch über Kopf und Schüssel zu decken, so dass sich die Wirkung besonders intensiv entfalten kann. Sie können dem Aufguss auch zwei bis drei Tropfen ätherisches Öl zufügen.

Teebaumöl, Pfefferminze und Kiefer bieten sich an, da sie alle entzündungshemmend und schleimlösend wirken. Sollten Sie eines der Öle verwenden, schließen Sie während des Inhalierens am besten die Augen, um Reizungen zu vermeiden. Und noch ein Tipp gegen Halsschmerzen: Trinken Sie etwa alle zwei Stunden einen Becher heißen Holundersaft, den Sie nach Geschmack mit Honig gesüßt haben. Das stärkt die Schleimhäute und unterstützt den Heilungsprozess.

Das können Kava-Präparate erreichen

Mit Kava-Kava sind Sie bei Halsschmerzen schon deshalb gut bedient, weil sich im Rachenraum beim Genuss des Tranks eine lokalanästhetische Wirkung breit macht. Das bedeutet, die schmerzenden Partien werden leicht betäubt. Außerdem kann sich die Einnahme günstig auf die Weiterleitung des Schmerzreizes auswirken. Hier kommt es allerdings auf die Dosierung an.

Hirnschlag

Unter einem Hirnschlag, Schlaganfall oder einer Apoplexie versteht man den plötzlichen Ausfall bestimmter Hirnfunktionen. Ursache ist in den meisten Fällen eine unterbrochene Blutversorgung eines Hirnbezirks. Zum Beispiel ein Gerinnsel oder eine Hirnblutung können Auslöser sein. Häufig hat ein Schlaganfall eine Teil- oder eine Halbseitenlähmung zur Folge.

Das können Sie tun

Wenn ein Schlaganfall aufgetreten ist, kann im Grunde nur noch Schadensbegrenzung betrieben werden.
* *Vorbeugen:* Es lässt sich eine Menge unternehmen, um die Entstehung zu verhindern. Durch eine gesunde Lebensweise ist dafür zu sorgen, dass das Blut dünnflüssig bleibt und die Arterien durchlässig. Rauchen spielt eine große Rolle. Wer raucht, löst nämlich genau das Gegenteil aus. Das Blut wird verdickt, was dazu führt, dass sich leichter ein Gerinnsel bil-

den kann. Die Arterien werden hingegen durch Ablagerungen verengt. Natürlich ist auch die Ernährung ausschlaggebend. Reinigen Sie Ihren Organismus mit frischem Obst und Gemüse und trinken Sie viel Wasser, Kräutertee und Fruchtsäfte.

Das können Kava-Präparate erreichen

Die Bedeutung von Kavain bei der Behandlung eines Hirnschlags hat Dr. Johannes Gleitz von der Universität Ulm entdeckt. Im betroffenen Bezirk des Gehirns findet eine Überflutung mit Glutamat statt. Dieser Botenstoff gibt Reize von einer Zelle zur anderen weiter. Die Überschwemmung führt zum Absterben von Nervenzellen, so dass irreparable Schäden entstehen. Kavain blockiert hingegen den Eintritt von Ionen in die Zellen. Diese wären aber nötig, um die elektrische Spannung zu verändern, was wiederum die Voraussetzung zur Glutamat-Ausschüttung ist.

Konzentrationsschwäche

Kennen Sie das auch? Sie laufen los, um etwas zu holen, wissen aber nach wenigen Schritten nicht mehr, was das eigentlich war. Sie verlieren beim Erzählen häufig den Faden. Oder sitzen Sie vielleicht oft am Schreibtisch und merken, dass Sie keinen Gedanken zu Ende führen, nicht bei der Sache bleiben können. Die Antwort ist relativ einfach: Ihnen fehlt die Konzentration. Natürlich ist das keine Krankheit. Trotzdem kann einem dieser Zustand das Leben schwer machen und Selbstzweifel nähren. Gerade in unserer heutigen Zeit muss immer alles schnell gehen und prompt und perfekt erledigt werden. Wer da nicht mithalten kann, verliert leicht den beruflichen oder sozialen Anschluss. Gleichzeitig wird es aber in unserer schnelllebigen Zeit immer schwerer, sich auf eine Sache zu konzentrieren. Wir werden mit immer mehr Reizen in Sekundenschnelle überflutet – sei es der überflogene Artikel in der Zeitung oder der Beitrag im Fernsehen, abgehackte Informationen und hektisch aneinander gereihte Bilder sind die Regel. Wir verlernen, unsere Gedanken lange und intensiv auf ein Thema zu fokussieren.

Das können Sie tun

Verlernte Fähigkeiten kann man neu erlernen, Reste noch vorhandener Fähigkeiten auffrischen und trainieren. Es ist schon viel gewonnen, wenn Sie bewusst mit der Konzentration oder den Konzentrationsstörungen umgehen.

- *Gewahr sein:* Registrieren Sie es, sobald Sie sich von etwas ablenken lassen, und steuern Sie gegen.
- *Listen schreiben:* Machen Sie sich morgens einen Plan für alles, was Sie am Tag erledigen wollen. Wenn Sie unkonzentriert sind, werfen Sie einen Blick darauf und arbeiten die Liste Stück für Stück ab.
- *Frische Luft:* Gehen Sie zwischendurch an die frische Luft und bewegen Sie sich. Das kurbelt den Kreislauf an, fördert die Durchblutung und die Sauerstoffversorgung des Gehirns.
- *Gewohnheiten ändern:* Überprüfen Sie Ihre Gewohnheiten in der Freizeit. Lesen Sie in der Zeitung meist nur die Überschriften und höchstens ein paar Sätze pro Artikel? Sehen Sie viel fern und schalten dabei möglichst noch von einem Sender zum anderen? Suchen Sie dauernd nach Zerstreuung? Schluss damit! Zwingen Sie sich, die Artikel, die Sie interessieren, auszusuchen und bis zum Ende zu lesen. Entscheiden Sie sich für einen Film, den Sie ohne Unterbrechung anschauen. Oder noch besser: Lesen Sie doch mal wieder ein Buch. Nur eines auf einmal und das möglichst bis zum Schluss.
- *Ablenkungsquellen ausschalten:* Musik bei der Arbeit mag zwar angenehm sein. Texte ebenso wie Erinnerungen, die ein bestimmter Musiktitel auslöst, lenken Ihre Aufmerksamkeit jedoch ab.

Das können Kava-Präparate erreichen

Kava-Kava ist kein Wundermittel, das dafür sorgt, dass Sie acht Stunden am Stück hoch konzentriert Ihre Arbeit erledigen. Es kann jedoch Konzentrationsschwierigkeiten mindern, und das ist schon eine ganze Menge. Wenn Sie wissen, dass eine wichtige Aufgabe bevorsteht, können Sie im Vorfeld mit der Einnahme beginnen und werden es dann leichter haben, die Arbeiten zügig zu erledigen.

Migräne

Südsee-Insulaner haben Kava-Kava schon vor vielen Jahren zur Linderung von Migräne eingesetzt. Bei dieser Krankheit hat man es mit einer besonders schweren Form von Kopfschmerzen zu tun. Begleitet werden diese von Schwindelgefühl, Sehstörungen und heftiger Übelkeit, teilweise mit Erbrechen. Leider ist bis heute nicht klar, wodurch die Beschwerden ausgelöst werden. Betroffene haben Zusammenhänge zwischen dem Verzehr bestimmter Nahrungsmittel und Migräneanfällen festgestellt. Andere wissen, dass sie keinen Alkohol trinken können, ohne dafür mit einer Migräneattacke bestraft zu werden. Auch Hormone scheinen eine Rolle zu spielen. Bei Frauen treten die Symptome nämlich zum Teil unterschiedlich stark und häufig auf, je nach Zeitpunkt des Monatszyklus.

Das können Sie tun

- *Vorbeugen:* Achten Sie auf einen geregelten Lebensstil. Essen Sie gesund und regelmäßig, gehen Sie möglichst immer zur ungefähr gleichen Zeit ins Bett, so dass Sie ausreichend Schlaf bekommen.
- *Entspannen:* Man kann es nicht oft genug sagen – Entspannung sorgt für Wohlbefinden, stärkt den Organismus und hilft ihm, mit Beschwerden besser fertig zu werden. Wer sich bei den ersten Migränesymptomen verspannt, muss damit rechnen, dass der Kopfschmerz besonders stark zuschlägt.
- *Ruhe:* Wenn auch jeder Migränepatient ganz unterschiedliche Beobachtungen zu möglichen Auslösern und Mitteln zur Linderung macht, ist eines bei allen gleich – Lärm wird als starke Belastung empfunden, die die Beschwerden verstärkt. Ziehen Sie sich deshalb bei ersten Anzeichen zurück und vermeiden Sie auch dann extreme Lautstärke, wenn Sie gerade beschwerdefrei sind.
- *Licht:* Ähnlich wie mit dem Lärm verhält es sich mit grellem Licht. Wenn sich der Kopfschmerz leise pochend ankündigt, sollten Sie einen Raum aufsuchen, den Sie abdunkeln können. Pralle Sonne und sehr starkes künstliches Licht belasten.

Das können Kava-Präparate erreichen

Möglich, dass Ihnen bei einem Migräneanfall keine natürlichen Mittel mehr helfen und Sie zu Tabletten greifen müssen. Dagegen spricht nichts, wenn Sie sich von Ihrem Arzt ein Präparat verschreiben lassen, das Sie gut vertragen. Dennoch sollten Sie anregen, auch Kava-Kava zur Linderung einzusetzen. Seine Wirkstoffe blockieren einerseits die Schmerzleitung und lockern andererseits die Muskeln, so dass sich die Symptome nicht durch Verspannungen verschlimmern können.

Muskelverspannungen

In den meisten Berufen wird heute überwiegend sitzend gearbeitet. Dabei ist längst nicht jeder Arbeitsplatz nach ergonomischen Gesichtspunkten sinnvoll gestaltet. Die Folge: Am Ende eines Arbeitstages fühlen Sie sich verspannt, wie durch die Mangel gedreht. Leider erkennt man nicht immer den direkten Zusammenhang. Und hier liegt die Gefahr. Kopfschmerzen, Beschwerden in den Knien oder im Bereich der Bandscheiben können auftreten, die mit Schmerzmitteln oder Umschlägen behandelt werden, ohne die Ursache beim Schopf zu packen. Wer über einen langen Zeitraum über Verspannungen der Muskeln klagt, muss mit Dauerschäden rechnen. Schmerzen können chronisch werden. Nun haben angespannte Muskeln aber nicht immer einen körperlichen Grund. Auch bei Angst oder Unbehagen reagieren viele damit, dass sie sich verspannen. Sie ziehen die Schultern an, vielleicht um den Kopf wie eine Schildkröte ein wenig zurückziehen und in Sicherheit bringen zu können, und machen den Körper steif wie einen Panzer.

Das können Sie tun

- *Entspannungsübungen:* Spannen Sie Ihre Muskeln erst an, halten Sie diesen Zustand einige Sekunden und lassen Sie dann los. Beginnen Sie bei den Zehen und arbeiten Sie sich hoch bis zur Stirn. Dabei lernt man hervorragend, wo im Körper sich überall Muskeln befinden. An viele denkt man nämlich nicht und spannt sie an, selbst wenn man sich für total entspannt hält. Machen Sie diese Entdeckungsreise, bei der Ihnen keine kleinste Spannung entgehen sollte, möglichst täglich.

* *Richtige Bewegung:* Lernen Sie, sich richtig zu bücken, richtig zu heben und in der korrekten Haltung zu arbeiten. Damit tun Sie Ihrem Bewegungsapparat täglich einen großen Gefallen und vermeiden zusätzliche Verspannungen.
* *Die Seele nicht vergessen:* Innere Spannungen übertragen sich auf die Muskeln. Nehmen Sie sich Zeit, das zu tun, was Sie mögen. Legen Sie vielleicht einfach nur die Füße hoch und träumen Sie. Alles ist gut, was innere Verkrustungen aufweichen kann.

Das können Kava-Präparate erreichen

Kava-Kava versetzt Sie in eine leichte heitere Stimmung, ohne Sie zu benebeln. Sie werden gelöster und haben die Chance, an Probleme zu denken, ohne sich dabei gleich zu verkrampfen. Außerdem hilft Ihnen die Pflanze, von den Folgeerscheinungen einer Muskelverspannung wie dem Kopfschmerz loszukommen. Ihr Wohlbefinden bessert sich insgesamt.

Panikattacken

Die Bezeichnung ist eine Übersetzung des amerikanischen „panic attacks", eines Begriffs, der sich bei uns für eine bestimmte Form von Ängsten eingebürgert hat. Wie der Name schon sagt, treten die Symptome in einer plötzlichen Attacke auf, für die kein Grund ersichtlich sein muss. Es kann zu Weinkrämpfen oder hysterischen Anfällen kommen. Vor allem die körperlichen Symptome sind problematisch. Herzrasen, Beklemmungsgefühle, Atemnot und starkes Zittern sind typisch. Der Betroffene hat in schlimmen Fällen Todesangst. Schon der Einbruch der Dunkelheit kann ausreichen, um eine Panikattacke auszulösen. Manchmal scheint die Ursache jedoch völlig im Verborgenen zu liegen. In Amerika, wo der Begriff geprägt wurde, spielt möglicherweise die Zunahme gänzlich unnatürlicher Lebensbedingungen eine Rolle: immer höhere Häuser, die den Blick einengen, überdachte Einkaufszentren, wachsende Verkehrsdichte. Für die Annahme, dass derartige Hintergründe eine Rolle spielen, spricht, dass Ängste und Panikzustände immer stärker zunehmen. Jedoch gibt es dafür keinen fundierten Nachweis. Ein bekannter Auslöser ist dagegen die Herzkrankheit eines nahen Bekannten. Gerade Männer im mittleren Alter reagieren darauf manchmal mit Panikanfällen, die von Herzrhythmusstörungen begleitet sein können.

Das können Sie tun

Im Grunde gelten die gleichen Verhaltensregeln, die bereits zum Stichwort Angstzustände (Seite 18) aufgeführt sind. Kümmern Sie sich um eine gesunde Lebensweise. Dazu gehört eine vernünftige Ernährung mit frischem Obst und Gemüse und wenig Rauschmitteln wie Alkohol. Auch Schlaf und Bewegung an frischer Luft sind wichtig. Tun Sie alles, um Ihr Wohlbefinden und damit Ihr Nervenkostüm zu verbessern. Entspannen Sie sich und bemühen Sie sich um eine positive Einstellung. Versuchen Sie, nicht zu viel an Ihre Panikattacken zu denken. Die Angst vor der nächsten Angst macht Ihnen sonst zusätzlich zu schaffen. Da Panik oft mit unkontrollierten Reaktionen verbunden ist, sollte sie auf jeden Fall ernst genommen und behandelt werden. Es gibt dafür unterschiedliche Ansätze:

- *Autogenes Training:* Durch Konzentration auf den Körper, genauer gesagt auf die An- bzw. Entspannung der Muskeln, den Atem etc., kommt man zur Ruhe. Die einsetzende Tiefenentspannung kann nach ausreichendem Training von einer Sekunde zur anderen erreicht werden. Wer regelmäßig Autogenes Training anwendet, dürfte in der Lage sein, anhand einer einzigen Formel, die er sich selbst sagt, in einer Paniksituation ruhig zu werden. Ein großer Vorteil dieser Methode ist, dass die körperlichen Symptome der Attacke schneller unter Kontrolle gebracht werden können.
- *Bewegungstherapie:* Bei dieser Therapieform soll ein Gefühl für den eigenen Körper geweckt und gestärkt werden. Der Patient lernt, auf Empfindungen zu hören, die bei bestimmten Bewegungen entstehen. Als Unterstützung und Kräftigung des Selbstbewusstseins mag diese Art der Behandlung sinnvoll sein. Sie ist auch bei Menschen angebracht, die auf-

grund eines Erlebnisses ein gestörtes Verhältnis zu ihrem Körper und ihrer Sexualität haben. Mit der Bewegungstherapie können in diesem Bereich möglicherweise Blockaden aufgeweicht werden. Als alleiniges Mittel gegen Panikzustände wird dieser Weg jedoch kaum eingeschlagen.

● *Gesprächspsychotherapie:* Vorab sei gesagt, dass jeder Mensch unterschiedlich gut auf eine bestimmte Behandlungsform anspricht. Hinzu kommt, dass gerade bei dieser Methode Therapeut und Patient ausgesprochen gut miteinander harmonieren müssen. Sicher ist eine Gesprächstherapie bei vielen aber einen Versuch wert. Gerade weil die Auslöser für die Panikattacken oft nicht bewusst sind, können Gespräche hilfreich sein. Wenn Therapeut und Patient gut miteinander reden können, kommen unter Umständen Hintergründe ans Licht. Der Betroffene wird sich vielleicht einiger Dinge bewusst, indem er sie ausspricht. Gezieltes Fragen kann dabei unterstützen.

● *Hypnose:* Unter Hypnose gelangt der Patient in einen veränderten Bewusstseinszustand, der ihn in die Lage versetzt, Suggestionen anzunehmen und Aussagen zu machen, die er sonst nicht machen würde. Das heißt zum einen, dass der Therapeut dem Betroffenen bestimmte Dinge ein- bzw. ausreden kann. Stellen Sie sich darunter bitte nicht den allgemein bekannten Show-Effekt vor, wie er gern im Fernsehen dargestellt wird. Es geht nicht darum, jemanden dazu zu bringen, vor Publikum bestimmte Dinge zu tun. Es kann aber beispielsweise darum gehen, auf gewisse Verhaltensweisen Einfluss zu nehmen. Einem Schlafwandler kann man zum Beispiel suggerieren, dass er sich abends ins Bett legen und erst am Morgen ausgeruht und wach wieder aufstehen wird. Der andere Effekt der Hypnose ist, dass vom Patienten teilweise Hemmungen abfallen und er über Vorfälle und Ängste sprechen kann. Außerdem werden Gedanken aus dem Unterbewusstsein hervorgeholt. So kann der Betroffene plötzlich Ereignisse oder Empfindungen beim Namen nennen, die ihm im wachen Zustand einfach nicht bewusst waren. Wenn Sie die Möglichkeit einer Hypnose in Erwägung ziehen, sollten Sie den Therapeuten in Ruhe und mit Sorgfalt auswählen. Gerade in diesem Bereich bieten unzählige Scharlatane ohne medizinische Ausbildung ihre Dienste an. Dort werfen Sie unter Umständen nicht nur Ihr Geld zum Fenster hinaus, weil die „Therapie" nicht anschlägt, sondern Sie laufen auch Gefahr, sich schwere Störungen einzuhandeln.

- *Katathymes Bilderleben:* Dieses von H. Leuner entwickelte Therapieverfahren arbeitet mit aktiven Tagträumen, Phantasiespielen und Assoziationen. Dabei werden die unbewussten Prozesse menschlicher Kreativität genutzt, um das eigene Verhalten zu deuten und anschließend Fehlverhalten zu korrigieren.
- *Primärtherapie:* Dahinter steckt der Gedanke, dass in den ersten Lebensmonaten traumatische Gefühle vorhanden waren, die nun sozusagen verschüttet sind. Diese schmerzhaften unterdrückten Kindheitserfahrungen sollen wieder belebt und durch Schreien und Weinen ausgedrückt werden. Die umstrittene Methode mag für einzelne Patienten geeignet sein, die erhebliche Schwierigkeiten damit haben, Zugang zu ihren eigenen Gefühlen zu finden. Ziel ist es, sich von einem Dauerstress zu befreien, der vom ersten Lebensjahr an besteht.
- *Psychoanalyse:* Die Psychoanalyse ist die Lehre Freuds von der Dynamik des unbewussten Seelenlebens. Darauf beruht seine Methode zur Heilung seelischer Beschwerden. Zu Beginn seiner Forschungen und Versuche arbeitete Freud mit dem Mittel der Hypnose. Dann entwickelte er jedoch ein Verfahren, das er auf die kurze Formel „erinnern, wiederholen, durcharbeiten" brachte. Der Patient liegt dabei ganz entspannt und berichtet frei und möglicherweise sogar zusammenhanglos über vergangene oder derzeitige Empfindungen. Dabei sollen auch verdrängte Gefühle oder Stimmungen wieder ins Bewusstsein geholt werden. Wenn beispielsweise Selbstwertprobleme, Schuldgefühle oder dergleichen hinter Panikanfällen stecken, ist die Psychoanalyse ein möglicher Weg, um diesen auf den Grund zu gehen und sie anschließend zu beheben.
- *Selbsterfahrungsgruppen:* Der Vorteil solcher Gruppen liegt auf der Hand. Menschen mit gleichen Problemen bzw. Symptomen sprechen darüber, wann ihre Ängste auftreten, und beschreiben, wie das vonstatten geht. Der Einzelne hat nicht mehr das Gefühl, „nicht normal" zu sein, sondern begreift, dass hinter seinen Befindlichkeitsstörungen natürliche Ursachen stecken und dass er vor allem nicht allein ist mit seinem Problem. Die Erfahrungen anderer Betroffener erweitern die eigene Sicht der Dinge und geben möglicherweise Anregungen für den besseren Um-

gang mit der Panik. Das gilt verstärkt für den Umgang mit körperlichen Symptomen. Und noch ein Vorteil ist zu nennen: Wer sich nicht mehr nur mit den eigenen Schwierigkeiten beschäftigt, sondern merkt, dass es anderen vielleicht noch schlechter ergeht, kann leichter zu einer positiven Einstellung zurückfinden. Allerdings gibt es auch Nachteile. Wer sich innerlich sträubt, kann kaum Nutzen aus einer Gesprächsrunde ziehen. Er wird sich nicht aktiv beteiligen und immer denken, dass bei ihm ohnehin alles ganz anders ist, die anderen Teilnehmer ihn sowieso nicht verstehen können. Außerdem kann es sogar dazu kommen, dass die Beschäftigung mit der Panik und das Bewusstsein, dass auch andere gesunde Menschen davon betroffen sind, zu noch mehr Angst führen. Es kann das Gefühl entstehen, dass jedermann Panikattacken hilflos ausgeliefert ist. Da diese Reaktion jedoch sehr selten ist, kann man den Versuch mit einer Selbsterfahrungsgruppe ruhig wagen. Stellen sich negative Konsequenzen ein, kann immer noch abgebrochen werden.

● *Transaktionsanalyse:* Wie bei vielen Therapieverfahren geht es auch hier darum, sich gewisser Verhaltensmuster klar zu werden. Der Betroffene erstellt sozusagen ein Skript, in dem er sich in unterschiedlichen Situationen beschreibt. Ziel ist es, sich besser kennen zu lernen. Erst dann kann man seinen eigenen Fähigkeiten und Stärken trauen und Fehlverhalten und Schwächen bekämpfen.

● *Verhaltenstherapie:* Die Verhaltenstherapie ist von allen genannten Verfahren das vermutlich wirkungsvollste, um Panikattacken abzustellen. Genauer gesagt ist sie eine mögliche Folgebehandlung, nachdem die Ursachen der Angst herausgefunden wurden. Wer genau weiß, welche Situation Panik auslöst, wird mit ebendieser Situation konfrontiert. Das führt dazu, dass der Patient wieder in der Lage ist, die Kontrolle zu behalten, und bestimmten Gegebenheiten nicht mehr ausweichen muss. Gerade bei dieser Methode ist es wichtig, dass Sie absolutes Vertrauen zu Ihrem Therapeuten haben. Denn schließlich wissen Sie schon zu Beginn der Behandlung, dass Sie irgendwann genau mit der Situation konfrontiert sein werden, die bei Ihnen die Panik verursacht. Man muss sich also bis zu einem gewissen Grad gefühlsmäßig ausliefern und anvertrauen. Versuchen Sie es trotzdem. Wer der Angst ins Auge sieht, kann sie bekämpfen.

Das können Kava-Präparate erreichen

Bei Panikattacken kann die Behandlung mit Medikamenten noch sinnvoller sein als bei anderen Angstzuständen, schon wegen der körperlichen Beschwerden, die jeder Anfall mit sich bringt. Schweißausbrüche, Atemnot, Schwindelgefühl und Herzrasen belasten den Organismus. Wer mehrmals in der Woche oder sogar täglich davon heimgesucht wird, steht in Erwartung der nächsten Attacke permanent unter Spannung. Hier ist es wichtig, das seelische Gleichgewicht wiederherzustellen. In der Regel werden dazu Beruhigungsmittel eingesetzt. Für Notfälle und unter ärztlicher Kontrolle ist dagegen nichts zu sagen. Allerdings muss immer wieder auf die erhebliche Suchtgefahr hingewiesen werden. Da diese nach heutigen Erkenntnissen bei Kava-Präparaten nicht gegeben ist, sind diese vorzuziehen. Allerdings stärken sie das seelische Wohlbefinden „nur" allgemein. Als Notfallmittel für einen Panikanfall eignen sie sich nicht.

Rheuma

Zunächst muss festgestellt werden, dass rheumatische Erkrankungen bis heute nicht heilbar sind. Es kann also lediglich etwas zur Linderung der Symptome getan werden. Was versteht man eigentlich unter Rheuma? Wie mit dem Begriff „rheumatische Erkrankungen" schon angedeutet, verbirgt sich dahinter nicht eine einzelne Krankheit, sondern eine ganze Gruppe (weshalb man eine genaue Diagnose von einem Arzt vornehmen lassen sollte). Allen gemeinsam sind Schmerzen in den Gelenken, Muskeln und anderen Bereichen des Bewegungsapparates. Auch Entzündungen in Knorpeln, Sehnen und Sehnenscheiden fallen darunter. Die Ursachen sind meist nicht feststellbar. Menschen, die ihr ganzes Leben keinen Sport getrieben haben, sind genauso betroffen wie andere, die sich viel bewegt haben. Wenn bei Ihnen rheumatische Beschwerden diagnostiziert worden sind, sollten Sie unbedingt daran arbeiten, den Krankheitszustand zu halten und eine weitere Verschlechterung zu vermeiden. Was ganz wichtig ist: Es gibt einige Möglichkeiten, um die Schmerzen zu lindern.

Das können Sie tun

- *Kuren:* Auch wenn sie mit Sprüchen wie „morgens Fango, abends Tango" gern ins Lächerliche gezogen werden – Kuren mit Fangopackungen und Thermalbädern sind für viele Rheumatiker ausgesprochen hilfreich. Fragen Sie bei der Krankenkasse nach Zuschüssen und erkundigen Sie sich vor allem, wo echter Fango angewendet wird. Leider gibt es viele Kurbetriebe, die leicht angereicherten Schlamm als vulkanischen Mineralschlamm verkaufen.
- *Packungen:* Wärme- oder Kältepackungen werden von einigen Menschen als lindernd empfunden. Sollte in einem Gelenk gerade eine Entzündung stecken, ist von Wärme allerdings abzuraten.
- *Bewegung:* Überanstrengen Sie Ihren Bewegungsapparat nicht, packen Sie sich aber auch nicht in Watte. Sie sollten vermeiden, dass Gelenke steif und Muskeln kraftlos werden. Lernen Sie lieber bestimmte Übungen, die Muskeln aufbauen und die Gelenke entlasten und beweglich halten. Besonders Wassergymnastik kommt in Frage, weil dabei das Skelett gewichtsmäßig entlastet ist. Die Deutsche Rheumaliga in Bonn (Tel. 02 28 / 7 66 06-0) kann Ihnen sicher Angebote in Ihrer Nähe nennen.
- *Massage:* Sicherlich kann eine Massage auch einem Rheumakranken gut tun. Achten Sie jedoch unbedingt darauf, dass der Ausführende wirklich massieren kann. Die Griffe sollten nicht zu fest sein. Damit kann mehr Schaden angerichtet werden, als man denkt.

Das können Kava-Präparate erreichen

Kava-Kava entspannt die schmerzenden Muskeln und unterbricht auch die Reizleitung, so dass Schmerzen gestoppt oder zumindest gebremst werden können.

Rückenschmerzen

Irgendwann „erwischt" es fast jeden. Man muss schwer tragen oder vorübergehend auf einem unbequemen Sofa übernachten, und schon sind die Rückenschmerzen da. Allerdings ist nicht immer ein Auslöser so klar

ersichtlich. Oft verursachen auch Haltungsfehler auf Dauer Rückenschmerzen, die dann meistens nicht so schnell wieder verschwinden.
Im Grunde lässt sich auf das Stichwort Muskelverspannungen (Seite 30) verweisen. Auch Rückenschmerzen können nämlich dadurch entstehen, dass man sich selbst verspannt. Da hilft dann auch die richtige Technik zum Heben und Tragen nichts. Hier sei noch darauf hingewiesen, dass chronische Rückenschmerzen weitere körperliche Beschwerden nach sich ziehen können.

Das können Sie tun

Sie können einiges tun, um Ihre Rückenschmerzen zu lindern. Sollten die Schmerzen jedoch ohne Grund auftreten oder mehrere Tage anhalten, bleibt Ihnen der Gang zum Arzt oder auch zum Heilpraktiker nicht erspart.
- *Entspannung:* Sie ist das A und O. Lockern Sie regelmäßig Ihre Muskeln von den Schultern bis zur Hüfte.
- *Krankengymnastik:* Neben der richtigen Körperhaltung, die man übrigens erlernen kann, helfen krankengymnastische Übungen. Diese sollten regelmäßig durchgeführt werden und können darüber hinaus auch in akuten Fällen Schmerzen lindern. Beachten Sie bitte folgende Regeln: Niemals ruckartig bewegen oder an sich selbst herumzerren. Machen Sie die Übungen langsam und vorsichtig und hören Sie dabei auf Ihren Körper. Verursacht eine bestimmte Bewegung Beschwerden, dann sollten Sie sofort abbrechen und im Zweifelsfall einen Fachmann konsultieren.

Das können Kava-Präparate erreichen

Genau wie bei der Muskelverspannung hilft Kava-Kava bei Rückenleiden in erster Linie dadurch, dass der oder die Betroffene ruhig wird, anstatt sich noch stärker zu verkrampfen. Darüber hinaus kann der Wirkstoff Kavain Schmerzen lindern, indem er die Reizleitung unterbricht, die für die Übertragung des Schmerzgefühls verantwortlich ist (siehe Seite 42).

Schlafschwierigkeiten

Obwohl der Schlaf eigentlich von ganz alleine kommen und etwas absolut Natürliches und Selbstverständliches sein sollte, gibt es jede Menge Schlafmittel, schlaffördernde Rituale und sogar Schlaflabors. So einfach scheint das also doch nicht immer und bei jedem zu klappen. Und auch das berühmte Schäfchen-Zählen hilft wohl nur in den seltensten Fällen. Es gibt Menschen, die in der Regel nach fünf Minuten ruhig einschlafen, und andere, die immer mindestens eine halbe Stunde im Bett liegen müssen, bevor sie eindämmern. Natürlich ist das auch abhängig von der jeweiligen Situation. Ein aufwühlendes Ereignis kurz vor dem Zu-Bett-Gehen oder Probleme in Familie oder Beruf können dafür sorgen, dass man sich stundenlang unruhig hin und her wälzt, ohne in den Schlaf zu kommen, obwohl man damit sonst nie Schwierigkeiten hat.

Was passiert eigentlich im Schlaf? Wie bereits erwähnt, gibt es Schlaflabors. Sie zeichnen Körperfunktionen wie Blutdruck, Atmung und Herztätigkeit auf. Dank genauer Untersuchungen weiß man heute, dass der Schlaf in mehrere Phasen eingeteilt werden kann. Beim Einschlafen schaltet sich zunächst die Wahrnehmung aus. Wir registrieren nicht mehr, dass es draußen zu regnen anfängt oder dass der Partner sich bewegt. Nur laute Geräusche oder Berührungen würden wir jetzt wahrnehmen. Diese würden uns allerdings auch aufwecken. Die erste Phase ist ein Stadium, in dem die Skelettmuskulatur Pause hat. Sie bewegt sich, wenn überhaupt, höchstens sehr langsam. Auch das Gehirn bremst. Herzrhythmus und Atmung verlangsamen sich.

Denken Sie nicht, dass Ihr Körper während des Schlafens nichts zu tun hat. Die Produktion bestimmter Hormone oder auch der Auf- bzw. Abbau von Eiweiß läuft beispielsweise auf Hochtouren.

Vor allem aber ist es die Zeit der Regenerierung. Körperzellen verschnaufen sozusagen, erneuern sich. Deshalb ist es so wichtig, dass Sie genug Schlaf bekommen. Chronischer Mangel führt zu Reizbarkeit, Konzentrationsmangel und körperlichen Schäden.

Eine weitere wichtige Schlafphase ist der sogenannte REM-Schlaf. Er tritt mehrmals pro Nacht auf und dauert am Morgen, kurz bevor wir erwachen, am längsten. In diesen Perioden nehmen Herz- und Atemtätigkeit wieder zu. Auch einige Muskeln, zum Beispiel die der Hände und Füße, können aktiv werden. Ganz typisch sind die Aktivitäten der Augäpfel hinter den geschlossenen Lidern. Ihr schnelles Hinundherbewegen gibt den REM-Phasen ihren Namen: rapid eye movement. In diesen Zeiträumen träumen wir. Die Aktivität des Gehirns entspricht dann dem Wachzustand. Viele Menschen glauben, sie träumen nicht, nur weil sie sich am Morgen nicht mehr erinnern können. Das stimmt aber nicht. Man erinnert sich nur dann an einen Traum, wenn man mittendrin oder direkt danach aufwacht. Liegt die REM-Phase schon länger zurück, ist die Erinnerung beim Erwachen verflogen.

Das können Sie tun

Wer sich eine Nacht schlaflos in seinen Kissen hin und her wälzt, sollte keinesfalls gleich zu Hilfsmitteln greifen. Es sei denn, es steht am nächsten Morgen eine besondere Anstrengung bevor. Wenn Sie beispielsweise eine lange Autofahrt vor sich haben und die Nacht zuvor keinen Schlaf finden können, mögen Medikamente eine akzeptable Lösung sein. Auch wer dauerhaft um den Schlaf gebracht ist, wird früher oder später darüber nachdenken, chemisch nachzuhelfen. Achtung: Synthetische Schlafmittel wie Barbiturate sollten nur auf ärztliche Weisung genommen werden. Experimentieren Sie damit nicht auf eigene Faust. Vor allem gilt nicht: Viel hilft viel! Hohe Dosierungen oder lange Einnahmezeiten haben zur Folge, dass der Körper sich daran gewöhnt. Sie benötigen dann immer größere Mengen des Präparates, um die gleiche Wirkung zu erzeugen. Erhebliche Überdosierungen können zu Bewusstlosigkeit, Koma und sogar zum Tode führen. Außerdem muss immer wieder darauf hingewiesen werden, dass bei Barbituraten Suchtgefahr gegeben ist. Sie sollten also wirklich nur ärztlich kontrolliert und in absoluten Notfällen eingesetzt werden.

● *Entspannung:* Wie bei so vielen Befindlichkeitsstörungen ist Entspannung extrem wichtig und effektiv. Sie hilft, den Bewegungsapparat zu entlasten. Außerdem lösen sich mit körperlicher Entspannung manchmal auch seelische Knoten, die Sie sonst die halbe Nacht wach gehalten hätten.

- *Rituale:* Wer im wechselnden Schichtdienst mit extrem frühen Aufsteh- und späten Zu-Bett-Geh-Zeiten arbeitet, muss dafür möglicherweise mit Einschlafschwierigkeiten bezahlen. Versuchen Sie gerade dann, ein bestimmtes, immer gleiches Ritual einzuhalten, bevor Sie sich zum Schlafen legen. Das kann zum Beispiel eine beruhigende Musik sein. Trinken Sie ein Glas warmen Kakao oder Kräutertee dazu. Vielleicht gewöhnen Sie sich an, noch eine halbe Stunde zu lesen. Setzen Sie sich dazu in einen gemütlichen Sessel oder auf das Sofa. Das Bett sollte wirklich dem Schlafen vorbehalten bleiben. Wichtig bei der Entwicklung und Ausübung solcher Rituale ist, dass Sie konsequent sind. Aus der halben Stunde Lesen dürfen keine sechzig Minuten werden, weil es gerade so spannend ist. Außerdem dürfen Sie keine aufputschenden Getränke wie Kaffee, schwarzen Tee oder Alkohol zu sich nehmen. Bleiben Sie bei Kräutern. Halten Sie die Reihenfolge (Tee zubereiten, hinsetzen und lesen, dabei Tee trinken, Tasse und Buch wegräumen, Zähne putzen, ausziehen, waschen, zu Bett gehen) immer genau ein und erwarten Sie bitte keine Wunder. Sie sollten einem solchen Ritual die Zeit geben, für Sie zur Gewohnheit zu werden. Erst dann wird es Ihnen beim Einschlafen helfen.
- *Essen:* Wer spätabends noch isst, muss mit Schlafstörungen rechnen. Ein unangenehmes Völlegefühl zum Beispiel sorgt dafür, dass Sie nicht einmal bequem liegen, geschweige denn einschlafen können. Vermeiden Sie deshalb lieber einen nächtlichen Schmaus. Allerdings: Mit knurrendem Magen schläft man auch nicht gut ein. Wenn Sie also nicht am frühen Abend zum Essen gekommen sind, nehmen Sie notfalls noch eine leichte Mahlzeit zu sich, die gut verdaulich ist.

Das können Kava-Präparate erreichen

Kava-Kava greift das Problem der Schlafstörung von mehreren Seiten an. Zunächst kommt der seelische Aspekt zum Tragen. Wenn Sie sich mit Sorgen plagen, die Sie allnächtlich zum Grübeln bringen, erfahren Sie durch die Südsee-Wurzel zuverlässig Hilfe. Sie werden ruhiger und gelassener. Das gesamte Wohlbefinden wird gestärkt, was zu einer positiveren Sicht der Dinge führt. Darüber hinaus haben die Wirkstoffe nachweislich einen Einfluss auf die Schlafqualität. Versuche mit gesunden Testpersonen haben ergeben, dass die Struktur der verschiedenen Schlafphasen erhalten bleibt, was bei einigen chemischen Mitteln nicht der Fall ist. Die Einschlafzeiten haben sich bei den Versuchen größtenteils verkürzt. Hinzu kommt, dass das subjektive Empfinden der Schlafqualität sich im Allgemeinen verbessert hat. Dieser letzte Punkt mag als Einbildung abgetan werden. Man sollte aber nicht unterschätzen, wie wichtig genau dieser Aspekt ist. Wer nämlich schon mit der Angst ins Bett geht, nicht schlafen zu können, wird sich in dieses Gefühl unter Umständen hineinsteigern. Da ist es hilfreich, davon auszugehen, dass der Schlaf schneller kommt und ruhiger und tiefer ist. Das hilft, um am nächsten Abend entspannter ins Bett zu gehen.

Schmerzen

Schmerzen sind keine Krankheit. Sie sind ein mögliches Symptom dafür, dass etwas nicht stimmt. Kopfschmerzen sollten zum Beispiel nicht einfach mit Tabletten unterdrückt werden. Es ist viel sinnvoller darüber nachzudenken, was mit dem eigenen Körper nicht in Ordnung ist. Wer Schmerzen als Signal versteht, hat die Chance, einem vorhandenen Übel auf den Grund zu gehen und es an der Wurzel zu bekämpfen, anstatt nur das Symptom auszuschalten. Darüber hinaus gibt es einen weiteren positiven Aspekt. Bedenken Sie nur, was passieren würde, wenn Ihr Schmerzempfinden nicht existieren würde. Sicher gibt es Momente, in denen man sich genau das wünscht. Aber die Folgen wären verheerend. Sie würden beispielsweise auf eine heiße Herdplatte fassen und die Hand nicht wegziehen, obwohl die Haut verbrennt. Oder Sie würden, nachdem Sie in einen Splitter getreten sind, noch Kilometer weiterlaufen, weil Sie keinen Schmerz wahrnehmen. Sie sehen, Brennen, Pochen oder Ziehen mag zwar unangenehm sein, hat aber durchaus eine wichtige Schutzfunktion.

Was passiert bei Schmerzen eigentlich im Körper? Gefühle und Empfindungen scheinen isoliert von logischen Abläufen zu sein und wirken auf manchen unerklärlich. Dahinter stehen allerdings chemische Vorgänge, die inzwischen zu einem großen Teil erforscht sind. Vereinfacht funktioniert die Schmerzübertragung so: Die Nervenzellen stehen über sogenannte Synapsen miteinander in Verbindung. Unterschiedliche Botenstoffe, wie zum Beispiel Glutamat, geben Reize von einer Zelle an die andere weiter. Die Ausschüttung des Glutamats wird durch die Veränderung der elektrischen Spannung einer Zelle bewirkt. Diese Spannungsänderung wird wiederum von Ionen verursacht, die in die Zelle fließen.

Das können Sie tun

Der ausschlaggebende Wirkstoff der Kava-Pflanze, nämlich das Kavain, kann, wie bereits erwähnt, die Eintrittspforten der Ionen blockieren. Sie können nicht in die Zelle vordringen, die elektrische Spannung verändert sich nicht oder nicht ausreichend. Das Ergebnis ist, dass kein Glutamat mehr produziert und somit der Schmerzreiz nicht weiter übertragen wird. Dank dieser Fähigkeit wirkt Kava-Kava tatsächlich schmerzstillend. Schon lange haben die Bewohner der Herkunftsländer Kava als Heilmittel und eben auch als Schmerzmittel eingesetzt. Bei Kopfschmerzen, Migräne, Rheuma oder Menstruationsbeschwerden etwa. Auch sagt man, dass Fidschi-Frauen das Getränk während der Schwangerschaft regelmäßig genossen haben, um die Geburt zu erleichtern. Das legt die Vermutung nahe, dass der Pflanzenwirkstoff nicht nur eine schmerzstillende sondern auch eine vorbeugend narkotisierende Wirkung hat. Wissenschaftliche Beweise dafür gibt es allerdings nicht. Lediglich im Bereich der Zunge und des Gaumens ist beim Kauen des Wurzelstocks oder anderer Pflanzenteile eine kurzfristige Taubheit beobachtet worden.

Verdauungsbeschwerden

Es gibt ein Sprichwort: „Der Tod sitzt im Darm." Diese drastische Aussage sollte man nicht unbedingt wörtlich nehmen. Es steckt jedoch eine ganze Menge dahinter. Nahrung ist der Brennstoff, den wir benötigen, um die Maschine Organismus anzutreiben. Dabei kommt es nicht nur darauf an, woraus dieser Brennstoff besteht, sondern auch darauf, dass er sinnvoll weiter verarbeitet wird. Der Magen speichert ja nicht nur, sondern verändert Stoffe auch chemisch. Nährstoffe werden der Nahrung entzogen. Sie werden teilweise umgewandelt und so für den Organismus nutzbar gemacht. Schädliche Substanzen werden gleichzeitig herausgefiltert und abgetötet. Die wichtigsten Verdauungsprozesse finden im Darm statt. Der zerkleinerte und mit Enzymen angereicherte Nahrungsbrei wird durch Muskelkontraktionen weiterbewegt. Schon diese kurze Beschreibung erklärt die große Bedeutung des gesamten Verdauungstraktes und macht deutlich, wie solch ein Sprichwort zustande kommt. Gibt es in diesem Bereich nämlich Störungen, wird der Körper nicht mehr ausreichend mit lebenswichtigen Substanzen versorgt und Giftstoffe werden nicht genügend abgeführt. Hält ein solcher Zustand an, kann es zu schwerwiegenden Folgeerscheinungen kommen.

Diese sind in unserer heutigen Zeit leider immer häufiger zu beobachten. Fastfood ist sicher eine der Ursachen. Obwohl wir in den so genannten zivilisierten westlichen Ländern eigentlich einen Überfluss an Nahrungsmitteln haben, gibt es vielfach Mangelerscheinungen. Die Quantität reicht nicht aus, die Qualität ist entscheidend. Und daran hapert es erheblich. Aber das ist nur ein Aspekt. Hinzu kommt, dass wir überwiegend sitzende Tätigkeiten ausüben. Mangelnde Bewegung hemmt die Verdauung. Oder andersherum gesagt: Bewegung kurbelt den Stoffwechsel an und unterstützt die Muskelarbeit des gesamten Verdauungstraktes. Bedenken Sie, dass dieser im Mund beginnt und am After endet. Auf einer Gesamtlänge von etwa neun Metern gibt es unzählige Muskeln, die entscheidende Funktionen übernehmen.

Das können Sie tun

* *Bewegung:* Es kann nicht oft genug gesagt werden: Bewegung tut dem gesamten Organismus gut und hilft letztlich auch der Verdauung. Ausdauersportarten bieten sich besonders an. Wie bei so vielen Dingen des Lebens hilft viel nicht unbedingt viel. Wichtig ist, dass Sie regelmäßig trainieren und sich dabei nicht überfordern. Verlangen Sie Ihrem Körper keine Höchstleistungen ab, aber strengen Sie sich ruhig an. Jeder muss sein ganz persönliches Leistungsmaß finden.
* *Fasten:* Viele schlagen schon bei diesem Wort die Hände über dem Kopf zusammen. Entweder weil sie glauben, sie selbst würden unmög-

Verdauungsbeschwerden 45

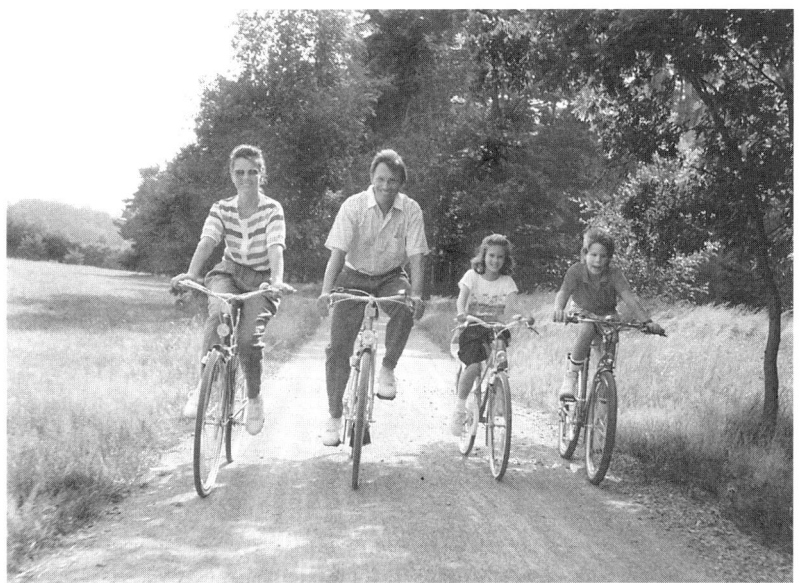

Bewegung hilft nicht nur bei Verdauungsproblemen

lich eine Fastenkur durchhalten, oder weil sie glauben, jemand macht so etwas, um zu seiner Traumfigur zu kommen. Beides stimmt in den wenigsten Fällen. Leider gibt es jedoch noch immer falsche Vorstellungen vom Fasten, die solche Reaktionen erklären. Dabei kennt jeder Phasen, in denen er nichts zu sich nimmt. Zehn bis zwölf Stunden sind es jede Nacht. Kein Wunder, dass die Engländer das Frühstück „breakfast" nennen, was so viel bedeutet wie das Fasten brechen oder beenden. Auch bei Übelkeit stellen viele Menschen das Essen instinktiv ein oder reduzieren es erheblich, bis sie sich besser fühlen. Und noch eins: Vor sportlichen oder auch geistigen Höchstleistungen wird niemand viel essen. Die Kraft beziehen wir nämlich nicht direkt aus der Nahrung, sondern aus Depots, die langfristig angelegt werden. Wer sich darüber Gedanken macht, bekommt vielleicht eine andere Einstellung zum Fasten. Sehen Sie es als eine gute Möglichkeit an, die eigene Ernährung auf den Prüfstand zu stellen und gegebenenfalls dauerhaft zu verändern. Gleichzeitig werden Sie unter Umständen neue Einsichten über Ihren bisherigen Lebenswandel gewinnen und auch hier Veränderungen vornehmen, die Ihrer Gesundheit gut tun. Hier die wichtigsten Fasten-Regeln:

1. Wenn Sie sich gesund fühlen, spricht im Grunde nichts gegen eine einzelne Fastenwoche. Um jedoch sicher zu sein, dass nicht schon Mangelerscheinungen vorhanden sind, die Sie bislang einfach nicht wahrgenommen haben, sollten Sie sich von einem Arzt untersuchen lassen. Sagen Sie ihm, dass Sie fasten möchten. Er wird Ihnen nur dann davon abraten, wenn gesundheitliche Bedenken vorliegen.

2. Hören Sie nicht einfach mit dem Essen auf, sondern informieren Sie sich über mögliche Abläufe und Formen einer Fastenkur. Genauso dürfen Sie nach sechs oder sieben Tagen ohne feste Nahrung natürlich nicht gleich wieder „zuschlagen". Sie müssen langsam wieder mit dem Essen beginnen.

3. Trinken Sie mehr, als Ihr Durst verlangt. Kräutertees, Mineralwasser, Frucht- und Gemüsesäfte und Gemüsebrühe eignen sich.

4. Verzichten Sie nicht nur auf feste Nahrung und selbstverständlich auf Alkohol, sondern bei der Gelegenheit auch auf das Rauchen. Kaffee ist ebenfalls verboten.

5. Hören Sie auf die Bedürfnisse Ihres Körpers. Legen Sie sich hin, wenn Sie erschöpft sind. Frische Luft sollte regelmäßig auf dem Programm stehen. Gehen Sie spazieren und treiben Sie ruhig Sport, ohne sich zu überanstrengen. Gehen Sie einfach mal den Dingen nach, auf die Sie Lust haben. Wenn Sie im Urlaub fasten, lässt sich auf diese Weise gleichzeitig etwas für die Seele tun.

6. Fördern Sie alle Ausscheidungen. Wenn Sie viel trinken, werden die Nieren kräftig durchgespült und ihre Tätigkeit angekurbelt. Die Entleerung des Darms fällt vielen nicht so leicht. Verwenden Sie dazu keinesfalls Abführmittel. Auch wenn sie gewöhnungsbedürftig sind, sollten Sie sich mit Einläufen anfreunden. Schließlich ist Schwitzen gut. Von allein wird der Körper während der Fastenzeit eher ein wenig auskühlen. Ziehen Sie daher warme und bequeme Kleidung an, die Schweiß aufnimmt. Bewegung bringt Wärme. Zusätzlich können Sie sich ab und zu in Decken wickeln, um das Schwitzen zu fördern. Auch Sauna ist erlaubt. Allerdings sollte der Kreislauf dafür stabil sein. Men-

schen mit ohnehin niedrigem Blutdruck sollten eher darauf verzichten. Wer sich fit genug fühlt, sollte aber auch einige Regeln beim Saunen beachten. Nicht so lange und nicht so oft wie sonst den Schwitzraum betreten. Anschließend zunächst kaltes Wasser ins Gesicht bringen. Mit dem Abkühlen nicht an den Beinen beginnen!

Das können Kava-Präparate erreichen

So wie Krämpfe in der Verdauungsmuskulatur Schmerzen verursachen können, bringen sie manchmal auch Stockungen in der Verdauung mit sich. Die Wirkstoffe der Kava-Wurzel entspannen die Muskeln, lösen Krämpfe und helfen so bei einer ungestört funktionierenden Verdauung mit.

Zahnschmerzen/Probleme mit dem Zahnfleisch

Unser Gebiss leistet täglich Schwerstarbeit. Bei guter Pflege und regelmäßiger Kontrolle durch den Zahnarzt sollte es eigentlich problemlos funktionieren. Doch wie in allen Bereichen des Körpers kann es trotzdem zu Beschwerden kommen. Zahnschmerzen sind die unangenehme Folge. Das Pochen und Ziehen kann den gesamten Kopf mit einbeziehen und auch Beschwerden in den Ohren verursachen. Karies, also der Verfall der Zähne, ist ein häufiger Auslöser von Zahnschmerzen. Es kann aber auch eine Wurzelentzündung oder ein Abszess dahinter stecken. Und auch das Zahnfleisch, das die so genannten Zahnhälse schützt, kann Probleme bereiten. Die chronische Entzündung bezeichnet man als Parodontose. Dabei können sich eitrige Taschen bilden. Wird die Erkrankung nicht geheilt, kann es zu Zahnfleischschwund mit vorzeitigem Zahnausfall kommen.

Das können Sie tun

- *Vorbeugen:* Zwar ist regelmäßiges Putzen keine Garantie für ein gesundes Gebiss und kräftiges Zahnfleisch, es fördert beides jedoch erheblich. Dabei werden schließlich die Bakterien vernichtet, die teilweise für

Entzündungen sorgen. Außerdem werden schädigende Ablagerungen wie Zahnstein entfernt. Auch die Ernährung spielt eine Rolle. Besonders im Kindesalter sollte die Nahrung viel Kalzium enthalten. Milch trinken ist gut für die Zähne!

● *Spülungen:* Eine zusätzliche Maßnahme gegen Bakterien im Mundraum. Sie können sich ein einfaches Mundwasser herstellen, indem Sie wenige Tropfen Teebaumöl in Wasser geben, kräftig umrühren und dann damit spülen. Eine Alternative ist Milch mit Teebaumöl. Diese Mischung hat den Vorteil, dass sich das ätherische Öl besser löst als in Wasser.

Das können Kava-Präparate erreichen

Der Kava-Trunk hilft, wenn Sie Zahnschmerzen haben und nicht gleich zum Arzt gehen können. Halten Sie ihn einige Zeit im Mund, ziehen Sie die Flüssigkeit durch die Zähne und schwenken Sie sie kräftig herum. Die leicht betäubende Wirkung kann sich dann entfalten. Sie müssen allerdings damit rechnen, dass auch auf den Lippen und im Hals ein leicht taubes Gefühl entsteht.

Kava-Kava – ein Aphrodisiakum

Nun haben Sie die heilenden oder lindernden Eigenschaften der Kava-Pflanze ein wenig näher kennen gelernt. Dabei haben Sie immer wieder gelesen, dass sich in erster Linie das seelische Wohlbefinden verbessert. Anwender berichten über gute Laune, die euphorisierende Wirkung und die wesentlich lockerere und positivere Lebenseinstellung, die sie gewonnen haben. Da ist es nicht erstaunlich, dass der Wurzel auch im zwischenmenschlichen Bereich eine erhebliche Bedeutung zukommt.

Die Fidschi-Insulaner genießen Kava-Kava beispielsweise, um gute Freunde willkommen zu heißen. Man erfreut sich gemeinsam an den warmherzigen euphorischen Gefühlen. Tatsächlich wirken die Inhaltsstoffe bei jedem Menschen unterschiedlich stark. Bei einigen können sie unter Umständen den Geschlechtstrieb beeinflussen. Sie sollten daher selbst ausprobieren, wie und wie stark Sie reagieren, und entsprechend entscheiden, mit wem Sie einen Kava-Trunk zu sich nehmen. Fest steht, dass die Gefühlszentren angeregt werden.

Was aber versteht man unter einem Aphrodisiakum? Dahinter verbergen sich Mittel zur Steigerung der Liebesfähigkeit bzw. des Geschlechtstriebes. Sie verdanken ihren Namen Aphrodite, der griechischen Göttin der Liebe und Schönheit. Unglaubwürdige Geschichten um Präparate wie das berühmte Mittel „spanische Fliege" sorgen dafür, dass Aphrodisiaka nicht ernst genommen werden oder zumindest einen höchst zweifelhaften Ruf haben. Das liegt vermutlich auch an einer übersteigerten Erwartungshaltung, die dann der Realität nicht standhalten kann. Bedenken Sie aber, welchen Siegeszug „Viagra" angetreten hat. Das zeigt, dass ein großer Bedarf vorhanden ist. Man sollte sich also durchaus Gedanken machen, mit welchen natürlichen Wirkstoffen sich die Lust wecken oder steigern lässt. Selbstverständlich darf nur dann auf Erfolg gehofft werden, wenn keine körperlichen Störungen vorliegen.

Physischer Aspekt von Aphrodisiaka: Es gibt Nahrungsmittel und Gewürze, die den Körper vitalisieren und die Durchblutung steigern. Basilikum, Ingwer und Paprika gehören dazu. Auch kräftigende Lebensmittel wie Austern tragen dazu bei, dass eben auch die Kraft im geschlechtlichen Bereich zunimmt. Darüber hinaus sind Sellerie und Petersilie zu nennen. Sie wirken reizend auf Blase und Sexualorgane.

Psychischer Aspekt von Aphrodisiaka: In unserer schnelllebigen Zeit sind Hektik und Stress an der Tagesordnung. Wer glaubt, nach dem Terminkalender auch „mal eben" seinen partnerschaftlichen Pflichten nachkommen zu können, hat schon verloren. Zum Liebesakt gehört zwar nicht zwingend viel Zeit. Die richtige Atmosphäre und ein wenig Ruhe sollten aber durchaus dabei sein. Bei der Entspannung kann man mit Aphrodisiaka ebenfalls ansetzen. Als Gewürz ist Nelke zu empfehlen. Von den ätherischen Ölen bieten sich Zimt, Sandelholz und Rosenholz an.

Atmosphäre schaffen ohne Aphrodisiaka

Noch ein Wort zu mangelnder Liebesfähigkeit oder fehlendem Geschlechtstrieb. Mit pflanzlichen oder gar chemischen Mitteln nachzuhelfen mag im Einzelfall legitim sein. Generell sollte man allerdings erst Ursachenforschung betreiben. Gibt es in einer Partnerschaft grundlegende Probleme, klappt es auch im Schlafzimmer oft nicht mehr. Man kann seinen Kopf eben nicht ganz abschalten. Liegt bei Ihnen eine solche Situation vor, dann hilft nur eines: reden! Versuchen Sie die vorhandenen Probleme zu lösen oder zumindest Lösungsansätze zu finden. Erst dann ist der zärtliche oder unbeschwerte Umgang miteinander wieder möglich.

Auch Langeweile im Bett kann zu Lustlosigkeit führen. Überlegen Sie, wozu Sie Lust haben. Teilen Sie Ihrem Partner das mit. Es ist nichts Unanständiges daran, mal etwas Neues auszuprobieren, solange es beide wollen. Umgekehrt sollten Sie auch keine Hemmungen haben, Ihren Partner nach seinen Wünschen und Phantasien zu fragen. Schließlich muss noch der Fernseher als absoluter Lustkiller erwähnt werden. Heutzutage findet sich in nahezu jedem Haushalt ein Fernsehgerät. Eher gibt es sogar mehrere Apparate, einer davon womöglich im Schlafzimmer. Erwarten Sie nicht, dass Ihr Partner noch Lust auf Sie hat, wenn er sich vor dem Liebesakt stundenlang eine Dokumentation oder einen Horrorstreifen ansehen muss. Wer nicht einmal während zärtlicher Aktivitäten den Fernseher ausmacht, lässt sich ablenken und zerstört jegliche romantische Atmosphäre. Tipp: Verbannen Sie das Gerät aus dem Schlafzimmer und ersetzen Sie es lieber durch eine Musikanlage. Außerdem: Gemeinsame Unternehmungen, bei denen auch geredet werden kann, sind bessere Vorbereitungen auf den Liebesakt, als nebeneinander vor dem Fernsehapparat zu schweigen.

Sexualmagie des Tantra-Yoga

Es würde zu weit führen, an dieser Stelle eine Einführung in den Tantra-Yoga zu geben, daher nur ganz knapp: Für höchste sexuelle Befriedigung sind nach dieser Lehre zwei Punkte außerordentlich wichtig: Konzentration und Visualisierung. Beide stehen in einem engen Zusammenhang. Man soll sich nämlich Objekte vorstellen, sie visualisieren und sich einzig auf diese Objekte konzentrieren. Die Gedanken dürfen nicht abschweifen. Kava-Kava hilft dabei zweifach. Die visuelle Vorstellungskraft wird unterstützt. Dabei bleibt der Geist hellwach. Die Konzentrationsfähigkeit wird nicht eingeschränkt, sondern eher noch verbessert.

Auch wer sich nicht erst mit Tantra-Yoga beschäftigen und mehrere Stufen der Visualisierung erlernen möchte, kann Kava-Präparate zur Luststeigerung ausprobieren. Es wurde mehrfach berichtet, dass man sich nach dem Genuss zu seinem Partner körperlich stark hingezogen fühlt. Auch gibt es Beobachtungen, dass der sexuelle Akt intensiver erlebt wird. Einmal mehr ist hier der große Vorteil vergleichbaren Mitteln gegenüber zu erwähnen, dass Kava-Kava nicht benebelt. Die Sinne bleiben wach.

Risiken und Nebenwirkungen von Kava-Präparaten

Es ist ein Irrglaube, dass pflanzliche Heilmittel ohne Nebenwirkungen sind. Bedenken Sie, dass einige Pflanzen Gifte in sich tragen, die Hautreizungen, Verdauungsprobleme oder gar den Tod bewirken können. Vergessen Sie auch Allergien nicht. Was dem einen wunderbar hilft, löst bei dem anderen allergische Reaktionen aus. Gerade deshalb ist es wichtig, auch mit natürlichen Mitteln nicht alleine an sich herumzutherapieren. Körperliche und seelische Beschwerden gehören in den meisten Fällen in die Hände von Fachleuten. Auch die Dosierung spielt eine Rolle. Wenn Ihnen jemand ein pflanzliches Heilmittel verordnet, sollten Sie sich genau an die Einnahmevorschriften halten. Viel hilft nicht viel, sondern kann unangenehme Folgen haben.

Wenn es um Risiken und Nebenwirkungen von Kava-Kava geht, muss man unterscheiden, ob man es mit der Pflanze oder mit Teilen davon zu tun hat oder mit einem aus der Pflanze synthetisch hergestellten Medikament. Bedenken Sie, dass im letzteren Fall auf Packungsbeilagen immer alle jemals beobachteten Nebenwirkungen aufgeführt werden müssen, die in Zusammenhang mit der Einnahme des Präparates gebracht werden können. Gleiches gilt für Wechselwirkungen mit anderen Medikamenten oder Rauschmitteln. Auch wenn zu einem bestimmten Aspekt noch keine ausreichenden wissenschaftlichen Ergebnisse vorliegen, muss der Hersteller eine Warnung aussprechen. Das erklärt, dass zum Beispiel vor der Einnahme während der Schwangerschaft gewarnt wird, obwohl auf den Fidschi-Inseln Frauen gerade in dieser Zeit die Pflanze nutzen. Sie wissen um die Wirkung und kennen sich mit dem Umgang genau aus. Wissenschaftliche Erfahrungswerte mit Kava-Medikamenten bei Schwangeren liegen jedoch noch nicht vor.

Nebenwirkungen, die bei synthetisch hergestellten Kava-Präparaten auftreten können, sind:

- Überempfindlichkeitsreaktionen der Haut
- Leichte Magenbeschwerden
- Gelbfärbung der Haut
- Erweiterung der Pupillen
- Störungen der Augenkoordination
- Sehleistung

Bis auf die überempfindlich reagierende Haut und leichte Magenprobleme sind alle anderen genannten Symptome erst nach länger dauernder Einnahme und auch nur in seltenen Fällen festgestellt worden. Außerdem ist zu sagen, dass sie nach Absetzen des Präparates nach kurzer Zeit wieder abgeklungen sind.

Nebenwirkungen, die beim Kauen von Pflanzenteilen oder nach Genuss des Kava-Tranks auftreten können:

- *Taubheitsgefühl:* Gerade beim Kauen des Rhizoms macht sich eine lokal betäubende Wirkung breit. Zunge, Gaumen und manchmal auch Lippen können sich taub bis kribbelig anfühlen. Dieser Effekt verschwindet jedoch nach zehn Minuten meist schon wieder.
- *Schläfrigkeit:* Während geringe Dosen eher anregend wirken, sorgen hohe Dosierungen für Schläfrigkeit. Das kann durchaus Ziel der Anwendung sein, sollte aber vor allem als Nebenwirkung beachtet werden, wenn noch Auto gefahren oder eine Maschine geführt werden soll.
- *Hautschuppung:* Bei der Einnahme von großen Mengen Kava-Kava über einen langen Zeitraum soll es zu schuppiger Haut gekommen sein. Manchmal seien auch Geschwüre beobachtet worden. Ein tatsächlicher Zusammenhang wurde allerdings nicht nachgewiesen. Es wird vermutet, dass Kava-Trinker sich häufig mangelhaft ernähren. Hauterscheinungen können also auch hier ihre Ursache haben. Dagegen muss erwähnt werden, dass es bei Versuchen mit Katzen nach mehreren Wochen zu Schuppen- und Borkenbildung auf der Haut kam.
- *Gelbfärbung der Haut:* Der Zusammenhang zwischen dem dauernden umfangreichen Genuss von Kava und der Gelbverfärbung von Haut und Nägeln ist unbestritten. Allerdings gibt sich dieses Phänomen nach einiger Zeit wieder, wenn auf die weitere Einnahme der Pflanze verzichtet wird.

- *Zahnprobleme:* Häufiges Kauen von Kava-Kava soll mit der Zeit den Zahnschmelz auflösen. Eine Erklärung dafür mag sein, dass alte Wurzelteile sehr hart werden können. In rituellen Anwendungen mussten stets junge Menschen mit guten Zähnen die Wurzelstücke vorkauen. Wer regelmäßig sehr harte Pflanzenteile kaut, muss unter Umständen damit rechnen, dass Zahnschmelz und Zahnfleisch angegriffen werden.
- *Taumelnder Gang:* Hierzu gibt es gegenteilige Beobachtungen, die aber alle auch nur dann zutreffen, wenn sehr große Mengen Kava konsumiert wurden. Angeblich tritt ein Verlust der Kontrolle über Arme und Beine auf. Während der Geist nach wie vor klar bleibt, kann der Betroffene seine Gliedmaßen nicht mehr kontrollieren. Er geht taumelnd oder kann in schweren Fällen gar nicht mehr laufen. Ein Erklärungsansatz ist die muskelentspannende Wirkung der Pflanze. Dagegen spricht allerdings, dass nach Kava-Zeremonien nicht selten getanzt wurde. Diese speziellen rituellen Tänze verlangen eine besonders große Muskelkraft. Würden sich die Inhaltsstoffe wie beschrieben auswirken, wären die Teilnehmer der Zeremonien niemals in der Lage gewesen, sich anschließend noch in einer solch anstrengenden Weise zu bewegen. Vielleicht erklärt sich die Tatsache, dass taumelnde Kava-Konsumenten beobachtet wurden, so: Während des Kava-Trinkens sitzen Einheimische gern stundenlang im Schneidersitz auf dem Boden beieinander. Probieren Sie das aus und stehen Sie direkt danach auf. Ihre Beine werden Ihnen nicht gehorchen, ohne wenigstens Anzeichen von Schwäche zu zeigen. Sicher kann man sagen, dass nach dem Genuss eines Bechers Kava-Trank keine Bewegungsprobleme auftreten.
- *Appetitlosigkeit:* In einigen Fällen wird berichtet, dass nach übermäßigem Kava-Konsum Appetitlosigkeit auftritt. Das kann, wenn dieser Zustand länger anhält, zu Gewichtsverlust führen. Ein Zusammenhang zwischen dieser Beobachtung und dem Taubheitsgefühl im Mundraum kann nicht ausgeschlossen werden. Einige Anwender empfinden genau diese Taubheit nämlich als so unangenehm, dass sie nicht essen mögen. Auch führt diese Gefühllosigkeit an Gaumen und Zunge zu dem Eindruck, dass das Schlucken beschwerlicher wird.
- *Augenprobleme:* Höchst selten wird beschrieben, dass das Sehvermögen eingeschränkt wird, weil sich die Pupillen erweitern und nicht mehr

auf unterschiedliche Lichtintensität reagieren können. Auch eine vorübergehende Lähmung der Augenmuskeln mit daraus resultierendem Doppeltsehen soll nur in Einzelfällen aufgetreten sein. In Tierversuchen konnten diese Reaktionen allerdings nicht erreicht werden. Es ist davon auszugehen, dass solche Symptome nur nach exzessiv starken Dosierungen jemals ausgelöst wurden.

Sofern Sie Präparate aus der Apotheke einnehmen, beachten Sie die Einnahmevorschriften auf der Packungsbeilage und setzen Sie das Produkt ab, wenn Sie Nebenwirkungen beobachten. Sprechen Sie dann am besten mit Ihrem Arzt. Falls Sie sich in einer Kräuterhandlung Pflanzenteile besorgt haben, die Sie selbst verarbeiten möchten, bereiten Sie zunächst geringe Mengen zu und testen Sie die Verträglichkeit. Falls Sie keine negativen Beobachtungen machen, dürfen Sie Kava häufiger oder in größeren Mengen genießen. Aber auch hier gilt: Bei Unwohlsein oder auffälligen Veränderungen auf den Verzehr verzichten und gegebenenfalls einen Arzt konsultieren.

Allergische Reaktionen auf Kava-Präparate

Die zunehmende Verbreitung pflanzlicher Heilmittel bringt neue allergologische Beschwerden mit sich. Die Symptome sind zwar durchaus schon bekannt. Nur die Auslöser existieren noch nicht in den üblichen Testreihen. Grundsätzlich sei gesagt, dass nahezu jeder Stoff eine Allergie auslösen kann. Es gibt bisher keinen Grund zu vermuten, dass ausgerechnet der Kava-Extrakt dafür prädestiniert sei. Allerdings muss auf das kleine Risiko hingewiesen werden, dass Sie auf einen der Inhaltsstoffe eines Kava-Präparates allergisch reagieren könnten. An dieser Stelle sei auf einen Artikel in der Zeitschrift „Der Hautarzt" von 1995 hingewiesen. Dort wird vor einer Hautkrankheit gewarnt, die nach chronischem Missbrauch von Kava beobachtet wurde. In diesem Zusammenhang wird auch erwähnt, dass eine allergologische Nebenwirkung des Wurzelextraktes auftreten kann.

Bei einer allergischen Reaktion handelt es sich grob gesagt um einen Fehler im Immunsystem. Anstatt gegen einen Stoff, den die Körperabwehr als schädlich eingestuft hat, immun zu werden, reagieren wir mit dem Gegenteil, nämlich mit einer Überempfindlichkeit. Typische Anzeichen einer allergischen Erkrankung sind Niesen, eine laufende Nase und verquollene Augen. Ebenfalls typisch sind Hautreaktionen. Hier muss das allergische Kontaktekzem genannt werden, das im Umgang mit dem Kavawurzel-Extrakt in Einzelfällen beobachtet wurde. Es handelt sich um eine juckende Rötung der Haut mit Bläschenbildung und manchmal auch Verkrustung. Wie der Name schon sagt, muss ein Hautkontakt mit dem Auslöser stattgefunden haben, damit das Ekzem entsteht. Tückisch ist, dass die Reaktion nicht direkt auftritt, sondern bis zu 70 Stunden auf sich warten lassen kann. Dadurch wird die Suche nach dem verursachenden Stoff erheblich erschwert. Wenn Sie gerötete, juckende Stellen an den Händen entdecken, nachdem Sie erstmals mit der Kava-Pflanze Umgang hatten, sollten Sie einen Arzt oder Heilpraktiker aufsuchen und ihm davon erzählen. Ein einfacher, wenn auch nicht sehr angenehmer Test gibt Aufschluss. Reiben Sie mit der Kava-Wurzel über eine kleine Fläche der Innenseite Ihres Unterarmes. Zeigen sich dort nach einigen Stunden oder spätestens Tagen die beschriebenen Symptome, ist eine allergische Reaktion wahrscheinlich. Treten keinerlei Anzeichen auf, haben Sie es auch nicht mit einem Kontaktekzem zu tun. Jedenfalls nicht mit einem, das durch die Kava-Pflanze ausgelöst wurde. Sicherheit bekommen Sie in jedem Fall durch den Besuch beim Hautarzt oder besser bei einem Allergologen.

Klinische Studien und Versuchsreihen

Vielerlei Gründe sorgen heute dafür, dass sich Ärzte wie Patienten intensiv mit Naturheilmitteln beschäftigen. Zum einen spielt sicher der Trend „Zurück zur Natur" in der Medizin eine Rolle, der sich aus Verunsicherung und sogar Angst wegen steigender Nebenwirkungen entwickelt hat. Auch der finanzielle Aspekt ist von Bedeutung. Während noch vor wenigen Jahren alternative Behandlungen oder auch Heilmittel vom Patienten selbst bezahlt werden mussten, klassische schulmedizinische Präparate und Anwendungen jedoch von Krankenkassen übernommen wurden, ist das heute ganz anders. Wer krank ist, muss immer selbst mit in die Tasche greifen. Und das nicht zu knapp. Die Folge ist, dass der Verbraucher sich genauer überlegt, wofür er Geld ausgeben will. Der finanzielle Nachteil von Naturheilmitteln ist aufgehoben oder zumindest geringer geworden. Diese Entwicklung trägt sicher dazu bei, dass pflanzliche Stoffe aus aller Welt, die in der Volksmedizin bereits angewendet werden, genauer untersucht und ihre Möglichkeiten erprobt werden. Das ist bei Kava-Kava nicht anders. Allerdings fehlt vielfach das nötige Geld, um die komplette Wirkung einer Pflanze zu ergründen und für den Menschen optimal nutzbar zu machen. Man muss begreifen, dass eine pflanzliche Arznei oft Hunderte von chemischen Stoffen in sich trägt. Diese Einzelstoffe sind für unterschiedliche Wirkungen verantwortlich. Es können schmerzlindernde und schmerzauslösende Eigenschaften in einer Pflanze vereint sein. Um Stoffe sinnvoll zu nutzen, ist daher eine aufwendige Forschung notwendig.

Bei den bisher genannten Anwendungsmöglichkeiten der Kava-Wurzel wurden wissenschaftliche Untersuchungsergebnisse zwar durchaus berücksichtigt. Es wurden aber auch Nutzungsformen der Südsee-Insulaner wiedergegeben. Genaue Erklärungen oder Beweise für die Wirksamkeit können nicht immer dazu geliefert werden. In diesem Kapitel werden Studien und deren Ergebnisse vorgestellt. Sie bieten interessante Hintergrundinformationen zu Kava-Kava und sollen helfen, die Pflanze aus dem Licht des Aberglaubens zu holen. Gerade die rituelle Anwendung in den Herkunftsländern und die Indikationen hierzulande, die manchem wenig greifbar scheinen, machen eine wissenschaftliche Betrachtung notwendig.

Kava als Schmerzmittel

Im Institut für Naturheilkunde der Universität Ulm wurde unter der Leitung von Dr. Johannes Gleitz untersucht, wie Kava-Kava auf unser Nervensystem wirkt. Dazu hat man Nervenstrukturen einer Ratte isoliert, die für die Reizübertragung zuständig sind. Diese Nerven geben also auch Schmerz weiter. Die Forscher haben an abgetrennten Nervenenden Messungen vorgenommen, die die Spannungsänderung durch einströmende Ionen zeigen. Die Konzentration von Ionen in den Zellen ist dafür verantwortlich, ob und wie viele Botenstoffe zur Reizübertragung von Schmerz ausgeschüttet werden. Nach der ersten Messung wurden die Nervenenden mit Kavain in Verbindung gebracht. Ansonsten verlief der zweite Test gleich. So konnte nachgewiesen werden, dass der Ionenstrom durch das Kavain gestoppt, die Konzentration an Botenstoffen gesenkt und die Reizleitung unterbrochen wurde.

In diesem Zusammenhang fand Dr. Gleitz auch den positiven Einfluss des Kavain auf die Folgen eines Hirnschlages heraus. Auf welchem Stoff oder Vorgang die angstlösende Wirkung beruht, wurde bei diesen Untersuchungen nicht erörtert.

Angst, Nervosität und Unruhe

Zugrunde liegt eine Beobachtungsstudie, an der 3029 Patienten teilgenommen haben. Die am stärksten vertretene Altersgruppe lag zwischen 50 und 59 Jahren. Allerdings waren auch Jugendliche und alte Menschen (bis zu 96 Jahren) vertreten. Die deutliche Mehrheit waren mit über 70 Prozent Frauen. Die Testpersonen haben über mindestens vier Wochen täglich 120 bis 240 Milligramm Kavapyrone eingenommen.

Für rund 60 Prozent der Patienten handelte es sich um erste Erfahrungen mit Psychopharmaka oder Psychophytopharmaka. Etwa 26 Prozent wurden von anderen Präparaten umgestellt. Es wurde zu Beginn, in der Mitte und am Ende der Studie das Befinden der Patienten aufgenommen und schriftlich festgehalten.

Zur *Verträglichkeit*: 93 Prozent der Patienten beurteilten die Verträglichkeit als gut oder sogar sehr gut. Sie konnten keine unerwünschten Nebenwirkungen oder Auffälligkeiten feststellen. Nur 37 Personen, was 1,2 Prozent entspricht, brachen die Therapie nach durchschnittlich 13 Tagen ab, weil sich unangenehme Wirkungen eingestellt hatten. Der weitaus größte Teil von ihnen berichtete über Beschwerden des Magen-Darm-Traktes. Danach wurden Kopfschmerz und Schwindel am häufigsten genannt. Nur 9 Probanden klagten über allergische Symptome. Keine der unerwünschten Reaktionen wurde als schwerwiegend beschrieben oder festgestellt. Alle verschwanden nach Absetzen des Kava-Präparates innerhalb kurzer Zeit wieder.

Bezüglich der *Wirksamkeit* wurde festgestellt:
- *Nervosität und Unruhe:* Während zu Beginn der Beobachtungsphase weit über die Hälfte aller Teilnehmer über starke Nervosität und Unruhe berichteten, klagten am Ende nur noch 5 Prozent über dieses Symptom.
- *Angst:* Ein Viertel der Testpersonen verlor im Lauf der Therapie die Angstzustände komplett. Über die Hälfte verzeichnete immerhin einen deutlichen Rückgang auf ein annehmbares Maß.
- *Schlafstörungen:* Schlafschwierigkeiten als Begleiterscheinung einer Angsterkrankung hatten zu Beginn der Beobachtung fast alle Teilnehmer mehr oder weniger stark. Nach Abschluss waren diese bei über 40 Prozent völlig verschwunden. Die restlichen Patienten gaben zum überwältigend großen Teil an, dass nur noch leichte Schlafstörungen auftraten.
- *Überforderungssymptome:* Häufig geht mit krankhaften Angstzuständen das Gefühl einher, von alltäglichen Aufgaben überfordert zu sein, zu versagen, nichts mehr zu schaffen. Zu Beginn der Testphase kannten nur rund 20 Prozent der Befragten solche Symptome nicht. Am Schluss hatte sich diese Zahl gut verdoppelt. Etwa 40 Prozent der Patienten waren dann vollkommen frei von solchen Symptomen.

Fazit: In dieser Versuchsreihe, die mit dem Präparat Antares 120 durchgeführt wurde, zeigte sich eine gute Verträglichkeit sowie eine hohe Wirksamkeit. Der Erfolg der Therapien wurde übrigens nicht nur von 86 Prozent der Teilnehmer als gut oder sehr gut bewertet, sondern auch von etwas über 80 Prozent der betreuenden Ärzte.

Operationsvorbereitung

Eine interessante Studie wurde 1987 bis 1988 von Bhate, Gerster und Gracza erstellt. Und zwar ging es dabei um die Vorbereitung auf operative Eingriffe, die lediglich eine lokale Betäubung verlangen. Vereinzelt kann man lesen, dass Südsee-Insulaner Kava-Kava zur Narkose verwendet haben. Hier geht es jedoch um die Angst, die vor solchen Operationen verstärkt auftritt. Während eine Vollnarkose nämlich mit mehr Risiko behaftet ist als eine Teilnarkose, sind die Angst- und Stresssymptome im letzten Fall deutlich höher. Um für den Patienten eine ungestörte Nachtruhe vor dem Eingriff zu gewährleisten und um ihn kurz vor der Operation ruhig zu stellen, verabreicht man in vielen Krankenhäusern Beruhigungsmittel. Pflanzliche Präparate kommen dabei so gut wie gar nicht zum Einsatz, weil sie nicht schnell genug ausreichende Wirkung zeigen.

Vorteile der Regionalanästhesie, also der Teilnarkose, sind:
- Der Patient bleibt bei Bewusstsein und kann während des Eingriffs mit dem medizinischen Team zusammenarbeiten
- Geringeres Risiko
- Geringere Belastung des Herzens
- Schnellere Rückkehr zum normalen Tagesablauf mit oraler Nahrungsaufnahme und Bewegung
- Geringerer Aufwand und damit auch geringere Kosten

Die Studie wurde mit Kapseln zu jeweils 150 Milligramm Kava-Kava-Extrakt (entsprechend 30 Milligramm Kavalaktone) durchgeführt. Zwei Patientengruppen zu jeweils 30 Personen nahmen daran teil. Sie alle mussten sich Eingriffen im Bereich der Allgemein- oder Gefäßchirurgie sowie der Gynäkologie unterziehen. Die geplante Dauer der jeweiligen Operationen lag zwischen 15 Minuten und 4 Stunden. Patienten mit schweren organischen oder psychischen Leiden waren für die Studie nicht zugelassen. Um durch ähnliche Voraussetzungen ein aussagekräftiges Ergebnis zu erhalten, haben alle Teilnehmer die gleiche Anästhesie bekommen.

Ablauf: Am Vorabend der Operation erhielt die Hälfte aller Patienten zwei Kapseln des Präparates. Am darauf folgenden Tag wurden jeweils zwei weitere Kapseln eine Stunde vor dem Eingriff verabreicht. Die zweite Hälfte der Personen bekam anstelle des Wirkstoffs jeweils Placebos, also ein Scheinmedikament, das vom echten nicht zu unterscheiden ist, aber keine Wirkung hat.

Ergebnis: Herausragend ist, dass doppelt so viele Placebo-Patienten nach medikamentösen Zusatzmaßnahmen fragten wie Wirkstoff-Patienten. Dies konnten Mittel zur Kreislaufstabilisierung oder auch zur Herabsetzung der Schmerzempfindlichkeit sein. Außerdem konnte zweifelsfrei festgestellt werden, dass diejenigen, die die echten Kapseln eingenommen hatten, besser schliefen und deutlich weniger Angst und Aufregung empfanden. Ruheblutdruck und Pulsfrequenz waren in beiden Gruppen nahezu identisch.

Bleibt noch zu erwähnen, dass ein großer Wirkungsunterschied in Bezug auf die Operationsdauer beobachtet wurde. Bei Eingriffen, die im Bereich unter einer halben Stunde lagen, zeigten beide Patientengruppen ähnlich gute Werte. Dagegen fielen die Ergebnisse in beiden Gruppen ähnlich schlecht aus, wenn der Eingriff für länger als zwei Stunden veranschlagt war. Die deutlichen Unterschiede zwischen den Resultaten beider Gruppen ergaben sich bei Operationen, die von 40 Minuten bis zwei Stunden dauerten. Daraus lässt sich ableiten, dass bei geringfügigen Eingriffen unter Umständen ganz auf Beruhigungsmittel verzichtet werden kann. Bzw. könnten ausführliche aufklärende Gespräche möglicherweise Medikamente ersetzen. Andererseits kamen die Wissenschaftler zu dem Schluss, dass bei länger dauernden und somit auch schwereren Eingriffen die Angst und Nervosität der Patienten so stark ist, dass die Wirksamkeit des getesteten Präparates an seine Grenzen stößt.

Einfluss von Kava in Kombination mit Alkohol

Die Prüfstelle für Medikamenteneinflüsse auf Verkehrs- und Arbeitssicherheit vom TÜV Rheinland hat sich mit der Wirkung von Kava-Kava in Verbindung mit Alkohol auf sicherheitsrelevante Leistungen beschäftigt. Darunter versteht man beispielsweise Konzentrationsfähigkeit, Reaktionsschnelligkeit, optische Orientierung oder motorische Koordination. Ziel der Studie war es, herauszufinden, ob Einschränkungen, die sich nach Alkoholgenuss ergeben, unter zusätzlicher Gabe von Kava-Kava verstärkt auftreten. Gewählt wurde dabei eine Alkoholkonzentration im Blut von 0,5 Promille. Diese Grenze, die neuerdings bei Verkehrskontrollen zum Verlust der Fahrerlaubnis führt, ist im Strafrecht schon lange von Bedeutung. Es erscheint daher sinnvoll, mit diesem Wert zu arbeiten.

Ablauf: Am Versuch nahmen zwei Gruppen mit jeweils 20 Personen teil. Nicht in Frage kamen Kranke, Schwangere und Suchtpatienten. An sieben aufeinander folgenden Tagen erhielt die Hälfte der Probanden jeweils drei Kapseln mit Wirkstoff. Am achten Tag gab es nur noch eine Tablette als Morgendosis. Die andere Hälfte der Personen bekam anstelle des Wirkstoffes jeweils ein Placebo. Jeweils am ersten, vierten und achten Tag der Versuchsreihe erhielten alle Teilnehmer Ethylalkohol, der individuell dosiert immer zu einer Konzentration von 0,5 Promille führte.

Die etwa eine Stunde dauernden Tests fanden an Computern statt. Dabei erfolgte nach der Einweisung zunächst ein Übungslauf und dann erst der eigentliche Testlauf mit Erfassung der Ergebnisse. Folgende Bereiche wurden geprüft:
- Optische Orientierung
- Dauerkonzentrationsvermögen
- Reaktion auf akustische Reize
- Wahl-Reaktion
- Stresstoleranz
- Vigilanz (darunter versteht man in der Arbeitspsychologie die gerichtete Aufmerksamkeit, die Beobachten und Reagieren umfasst)
- Motorische Koordination

Ergebnis: In diesem Büchlein wurde bereits an mehreren Stellen erwähnt, dass die Konzentrationsfähigkeit nach dem Genuss von Kava-Kava uneingeschränkt bestehen bleibt. Detaillierte Leistungsaspekte, die das belegen können, sind Schnelligkeit und Genauigkeit. Gerade daran mangelt es aber bei einer Blutalkoholkonzentration von 0,5 Promille bereits deutlich. Erstaunlich ist, dass die Testpersonen, die den Kava-Wirkstoff bekommen haben, am vierten Tag eine absolute Leistungsverbesserung im Dauerkonzentrationstest zeigten. Und dies nicht nur im Vergleich zu den Placebo-Konsumenten, sondern auch im Vergleich innerhalb der Gruppe vor und nach Tag 4. Man geht bei der Auswertung der Studie nicht so weit, zu behaupten, dass Kava in Verbindung mit Alkohol zu einer Erhöhung der Konzentrationsfähigkeit führt. Eine weitere Minderung der Fähigkeiten kann allerdings mit Gewissheit ausgeschlossen werden.

Das Kava-Präparat hat sich auch im Rahmen dieses Versuchs als ausgesprochen verträglich erwiesen. Vor allem wird der große Unterschied zu ähnlichen Testreihen mit anderen Beruhigungsmitteln hervorgehoben. Die Kombination von Benzodiazepinen und Alkohol hat beispielsweise zu deutlichen Leistungsbeeinträchtigungen geführt.

Kava-Kava in Kombination mit Bromazepam

Auch hier handelt es sich um eine Therapiestudie des TÜV Rheinland. Getestet wurde die Wechselwirkung zwischen dem Kava-Extrakt und Bromazepam, einem Präparat, das zu den Benzodiazepinen, also den Beruhigungsmitteln gehört. Diese Verbindung ist vor allem deshalb interessant, weil Ärzte einen Patienten unter Umständen von Bromazepam auf Kava-Kava umstellen möchten. Dabei kann es zeitweise dazu kommen, dass beide Wirkstoffe parallel verabreicht werden müssen. Im Grunde wurden in diesem Versuch die gleichen Fähigkeiten getestet wie in dem zuvor beschriebenen in Bezug auf Alkohol. Es ging also auch um Konzentration, Reaktionsvermögen, Vigilanz und motorische Koordination. Da auch die Vorgehensweise der bereits beschriebenen entsprach, wird hier nicht näher darauf eingegangen.

Ergebnis: Man hat festgestellt, dass Beeinträchtigungen sicherheitsrelevanter Fähigkeiten durch die Behandlung mit Bromazepam vorkommen. Sie werden – und das ist entscheidend – durch die Einnahme von Kava-Kava jedoch nicht verstärkt. Die Leistungen der Testpersonen blieben auf dem gleichen Level, das bereits bei ausschließlicher Gabe des Benzodiazepins erreicht wurde.

Kavain beim Alkoholentzug

Die meisten von uns trinken hin und wieder gern ein Glas Bier, einen Schoppen Wein oder auch einen Schnaps zur Verdauung. Dagegen ist nichts einzuwenden, solange es bei dem Hin und Wieder bleibt. Bedenklich ist dagegen, dass es in unserer Gesellschaft schon fast zum guten Ton gehört, Alkohol anzubieten und zu trinken. Jugendliche glauben sich beweisen zu können, wenn sie besonders viel vertragen. Das ist gefährlich. Niemand sollte glauben, dass er vor der Sucht sicher ist. Alkoholsucht ist eine ernst zu nehmende Krankheit mit zahlreichen Problemen für den Betroffenen, dessen Angehörige und die Gesellschaft. Von den Kosten, die für Therapien oder ärztliche Behandlungen anfallen, einmal abgesehen, sollten Sie wissen, dass auch der Aspekt der Gewalttätigkeit eine große Rolle spielt. Schon 1995 zeigten Statistiken, dass 60 Prozent der Morde, Selbstmorde und tödlichen Autounfälle unter Alkoholeinfluss erfolgen. Andere Erhebungen besagen, dass 20 Prozent aller Kindesmisshandlungen nach dem Konsum von Alkohol stattfinden. Und noch ein paar interessante Zahlen: Bei rund 40 Prozent aller Trennungen bzw. Scheidungen, bei 70 Prozent aller Arbeitsunfälle und bei 20 Prozent aller Einlieferungen in Heilanstalten ist Alkohol im Spiel.

Schon diese wenigen Fakten machen deutlich, mit was für einer schwerwiegenden Erkrankung man es zu tun hat. Selbstverständlich muss daher oberstes Ziel jedes Betroffenen sein, sich aus der Sucht zu befreien. Beim Entzug kommt es nach dem letzten Alkoholkonsum einige Tage zu akuten Abstinenzsyndromen. Diese können sich bis zum Delirium tremens steigern. Dieser Zustand ist von optischen Halluzinationen, starkem Zittern und Erschöpfungserscheinungen gekennzeichnet. Manchmal kommt es zu hohem Fieber und schweren Stoffwechselfehlern. Im schlimmsten Fall kann das Delirium zum Tode führen. Nach Abklingen der akuten Abstinenzsyndrome folgt eine Phase chronischer Abstinenzerscheinungen, die sich über Monate hinziehen kann. Typische Beschwerden in dieser Zeit sind Schlafstörungen, Blutdruckschwankungen, Konzentrationsmangel, Angstzustände und Unruhe. Diese treten nicht immer gleich stark auf, sondern wellenartig mal schwerer und mal kaum merkbar. Nicht nur die akuten, sondern auch die chronischen Abstinenzsyndrome sollten von einem Arzt kontrolliert und behandelt werden. Die Gefahr, dass der Betroffene sonst in die Sucht zurückfällt, um beispielsweise Ängste zu überwinden, ist zu groß. Allerdings ist die Gabe von Beruhigungsmitteln in dieser Phase keine Lösung. Daraus kann sich zu schnell eine Medikamentenabhängigkeit entwickeln.

Die im Folgenden beschriebene Studie eines Wiener Instituts für Suchtforschung untersucht die Möglichkeit, Abstinenzerscheinungen mit Kavain zu lindern. Da diesem Stoff eine beruhigende Wirkung zugeschrieben wird, er aber nicht abhängig macht, erschien er für diesen Zweck als bestens geeignet.

Ablauf: Beteiligt waren zwei Gruppen mit jeweils 25 Alkoholkranken. Die ersten drei Tage wurden auftretende akute Symptome mit herkömmlichen Psychopharmaka behandelt. Diese wurden dann abgesetzt. Die Patienten einer Gruppe erhielten täglich drei Kapseln mit jeweils 200 Milligramm Kavain. Die anderen Teilnehmer bekamen an der Stelle Placebos. Die Behandlung erstreckte sich über fünf Wochen.

Ergebnis: Das Resultat der Wiener Forscher war deutlich. Während in der Placebo-Gruppe die typischen Syndrome auftraten, ging es den Patienten der Kava-Gruppe erheblich besser. Nur zwei von ihnen klagten über Müdigkeit oder Appetitlosigkeit. Unter denjenigen, die nur Placebos erhielten, fühlten sich fünf müde, Übelkeit und Appetitlosigkeit empfanden zwei, Juckreiz drei Probanden. Einer gab außerdem Schwindel an. Für die Wissenschaftler war besonders interessant, dass Kavain nicht nur keine Störungen auslöste, sondern die normalerweise auftretenden Beschwerden und Leistungsbeschränkungen linderte, ohne zu einer Sucht zu führen. Dabei sollte man berücksichtigen, dass eine sehr hohe Dosis (600 Milligramm täglich) verabreicht wurde. Dieses Ergebnis spricht dafür, dass der Hauptwirkstoff der Kava-Wurzel ausgesprochen mild und gleichzeitig sehr leistungsfähig ist.

Achtung: Auch wenn es sich eigentlich von allein versteht, sei an dieser Stelle ausdrücklich darauf hingewiesen, dass von einem Entzug auf eigene Faust mit Kava-Kava dringend abzuraten ist. Alkoholentzug sollte unbedingt von einem Arzt angeleitet und überwacht werden. Die Gefahr, ein Delirium mit möglicher Todesfolge zu erleiden, ist einfach zu groß!

Kavain bei Alterserkrankungen

Zunächst muss erklärt werden, was mit Alterserkrankungen gemeint ist. Es geht nicht um schwächere Augen oder unbewegliche Gelenke. Gemeint sind hirnorganische Abbauzustände mit einhergehenden Wesensveränderungen. Das kann zum Beispiel sein, dass jemand im Alter depressiv oder hypochondrisch wird. In einigen Fällen kommt es auch zu aggressivem Verhalten oder zu Ansätzen von Altersirrsinn. Um die Behandlung solcher Abbauzustände ging es Ende der sechziger Jahre in einer Berliner Studie.

Ablauf: Die Probanden wurden aus einer Gruppe von Patienten gewählt, die alle neurologische Beschwerden aufwiesen. Sämtliche Krankheitsbilder hatten sich als besonders hartnäckig gezeigt und auf die bisherigen Behandlungsversuche nicht angesprochen. Der jüngste Teilnehmer war 42, der älteste 83 Jahre alt. Alle zeigten hirnorganische Abbausyndrome, die zum Teil schon recht weit fortgeschritten waren. Vor allem waren depressive Gemütszustände zu beobachten, die aggressive und hypochondrische Züge hatten. Die Betroffenen verloren immer mehr die Fähigkeit, Probleme gesundheitlicher oder auch gesellschaftlicher Art zu kompensieren. Man kann in solchen Fällen beobachten, dass sich das Interesse immer mehr auf Schmerzen oder Fehlfunktionen im eigenen Körper konzentriert. Die Aufmerksamkeit wird davon oftmals gänzlich in Anspruch genommen, so dass keine Hinwendung zu äußeren positiven Reizen mehr stattfinden kann. Von den beschriebenen neurologischen Beschwerden, die allen Testpersonen gemeinsam waren, einmal abgesehen, fand eine Unterteilung in drei Gruppen statt. In der ersten Gruppe gab es außer den Nervenproblemen keine nennenswerten Krankheiten. Gruppe II umfasste Menschen, die Restsymp-

68 Klinische Studien und Versuchsreihen

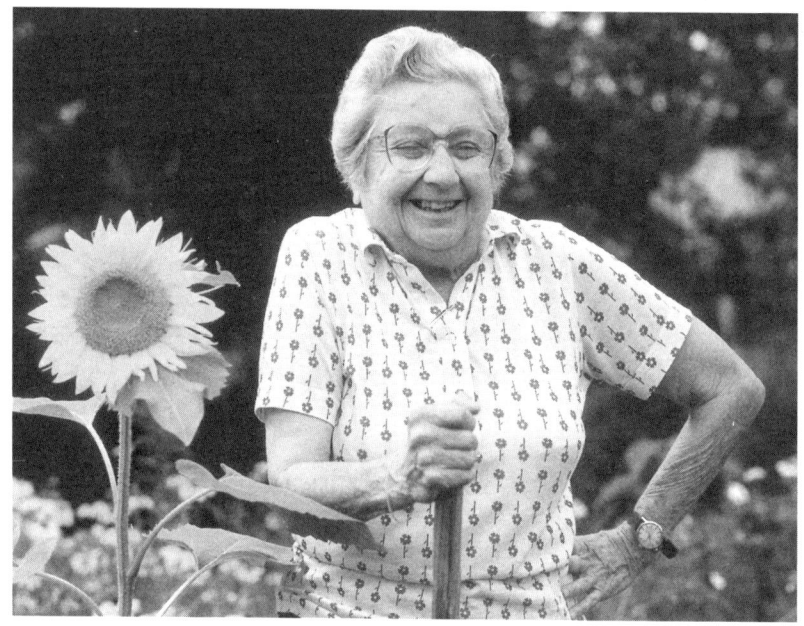

Kava kann im Alter entscheidend zum Wohlbefinden beitragen

tome schwerwiegender Erkrankungen zeigten, beispielsweise Parkinsonsyndrom, Spätepilepsie oder Restsyndrome nach Hirntraumen. In der dritten Gruppe kamen schließlich Symptome von Erkrankungen hinzu, die nicht das Gehirn betrafen. Hier sind Herzinfarkte, verschiedene Formen von Nervenschmerzen und diverse Infektionen zu nennen. Viele der Patienten waren vor dem Versuch bereits mit anderen Medikamenten behandelt worden, jedoch ohne Erfolg.

Ergebnis: Auffällig ist, dass es große Unterschiede zwischen den drei Gruppen gibt. Während bei der ersten Gruppe ausgesprochen gute Resultate erzielt werden konnten, fielen die Beurteilungen in den beiden anderen Gruppen recht unterschiedlich aus. Im Einzelnen stellen sich die Ergebnisse folgendermaßen dar:

- *Gruppe I:* Sie bestand aus 33 Patienten. 11 von ihnen gaben nach der Behandlung mit Kava-Extrakten eine entscheidende Besserung des

Wohlbefindens an. Eine 75-jährige Teilnehmerin, die zuvor wehleidig über Schmerzen am ganzen Körper und über Schlaflosigkeit geklagt hatte, fühlte sich nach drei Wochen wie neugeboren. Sie trat weniger jammernd auf und strahlte neue Lebensfreude und Energie aus. Auch ein 61-jähriger Mann berichtete, dass er sich nach einer vierwöchigen Behandlung erheblich besser fühlte. Dieser Patient, der bereits einen Teil seiner geistigen Fähigkeiten eingebüßt hatte, wurde zuvor als extrem unruhig und ungezielt umtriebig eingestuft. Nach Einnahme des Präparates war er wesentlich ruhiger als zuvor. Er lief nicht mehr so häufig sinnlos umher. Alle 33 Teilnehmer vertrugen das Mittel sehr gut. Der überwiegende Teil gab an, sich ruhiger, frischer und leistungsfähiger zu fühlen.

- *Gruppe II:* Diese Gruppe umfasste 20 Patienten. Zwar gab es auch darunter einige, die von Besserungen berichteten. Auch sie fühlten sich frischer und hatten wieder mehr Energie. In sechs Fällen lag Parkinsonismus vor. Diese Erkrankung zeigt sich vor allem in einer Verlangsamung der Bewegungen, eingeschränkter Mobilität und damit einhergehendem rhythmischem Schütteln. Die Ärzte hatten gehofft, bei den Betroffenen eine Erleichterung durch die muskelentspannende Wirkung von Kava-Kava zu erreichen. Vier von ihnen gaben tatsächlich eine leichte Verbesserung ihres Zustands an. Ob dahinter jedoch wirklich die muskelrelaxierenden Eigenschaften des Präparates oder einfach die Verbesserung des allgemeinen Wohlbefindens standen, konnten die Fachleute nicht sagen.

- *Gruppe III:* Wie bereits erwähnt, litten die 22 Patienten dieser Gruppe nicht nur unter den hirnorganischen Beschwerden, sondern zusätzlich unter hartnäckigen Schmerzen mit ganz unterschiedlichen Ursachen. Bei diesen Probanden konnten nur vereinzelt leichte Erfolge erzielt werden. Diese beschränkten sich auf das allgemeine Empfinden wie eine Verbesserung der Leistungsfähigkeit und weniger trübe Stimmungen. Ein Durchbruch konnte in keinem Fall erreicht werden. Einige Beispiele dieser Gruppe machen die Schwere der Erkrankungen deutlich. So hatte ein 65-jähriger Patient beispielsweise mit einer langwierigen Zosterneuralgie zu kämpfen. Dabei handelt es sich um Nervenschmerzen, die betroffene Hautpartien nach überstandener Gürtelrose befallen. Er spürte keine Besserung durch Kava-Kava. Auch einer 69-jährigen Patientin mit atypischen Gesichtsschmerzen und einem 71-jährigen Patienten mit atypischen Beinschmerzen und stark hypochondrisch gefärbten Abbausyndromen konnte mit der Gabe von Kava nicht geholfen werden.

Kava-Präparate zur Behandlung des klimakterischen Syndroms

Die letzte Studie, auf die in diesem Ratgeber eingegangen werden soll, befasst sich mit dem so genannten klimakterischen Syndrom. Man versteht darunter die Folgen, die sich bei Frauen einstellen können, wenn es zu den letzten Regelblutungen kommt. Die körperliche Umstellung kündigt sich meist durch unregelmäßige Blutungen an, die weniger stark sind als sonst. Begleitet wird diese Umstellung von Hitzewallungen, kalten Schweißausbrüchen, Kopfschmerzen und Müdigkeit. Schlimmer sind oft die seelischen Erscheinungen, die damit einhergehen. Frauen, die sich mit dem Altern nicht abfinden können, reagieren manchmal reizbar oder depressiv. Sie haben auch deutlich länger mit Wechseljahresbeschwerden zu kämpfen als psychisch stabile Frauen. Leider muss festgestellt werden, dass seelisch angeschlagene Patientinnen über die ganze Zeit des Klimakteriums von mehr psychosomatischen Beschwerden heimgesucht werden.

Beruhigungsmittel zu verordnen mag auf Anhieb sinnvoll scheinen, denn die erwünschte Wirkung tritt ein. Allerdings muss man sich darüber im Klaren sein, dass die Wechseljahresbeschwerden meistens ein paar Monate anhalten und sogar über einige Jahre bleiben können. Da schon nach einer mehrwöchigen regelmäßigen Einnahme von Tranquilizern erhebliche Suchtgefahr besteht, sollte darauf in jedem Fall verzichtet werden.

Ablauf: An dem Versuch nahmen zwei Gruppen von jeweils 20 Frauen teil. In einer Gruppe wurde 12 Wochen lang ein Kava-Präparat verabreicht. Zu Beginn betrug die Dosis 300 Milligramm täglich. Nach vier Wochen wurde sie auf die Hälfte herabgesetzt. In der zweiten Gruppe wurde statt des Wirkstoffs ein Placebo gegeben. Alle beteiligten Frauen hatten zu Beginn über die typischen klimakterischen Erscheinungen Angst, Hitzewallungen, Schlafstörungen und Schwindel geklagt.

Ergebnis: Bereits nach vier Wochen zeigte sich bei der ersten Gruppe eine erhebliche Verbesserung aller Hauptsymptome. Diese wurde durch verschiedene Tests und Aufzeichnungen der Frauen belegt. Fünf Patientinnen klagten lediglich über leichte Müdigkeit am Morgen. Nur zwei äußerten Beschwerden im Magen-Darm-Bereich. In der Placebo-Gruppe brachen 14 von den 20 Frauen den Versuch ab. Sie gaben an, keinerlei Besserung zu spüren.

Erfahrungsberichte

Die folgenden Erfahrungsberichte sind aus unterschiedlichen Quellen zusammengetragen. Die Anwender berichten in erster Linie über Veränderungen des Gemütszustandes oder des allgemeinen Befindens. Es geht nicht darum, Kava-Kava als Medikament für ein spezielles Leiden zu beschreiben. Einige Beobachtungen werden mehrfach erwähnt sein, andere wurden nur von einem Einzelnen gemacht. Bedenken Sie, dass die Wirkung auf die Psyche von jedem anders empfunden wird. Und Empfindungen sind es, die hier wiedergegeben werden.

Auch die Dosierung und die Qualität der verwendeten Pflanzenteile können zu erheblichen Differenzen führen. Jemand, der nur einmal eine Kapsel Kava-Kava einnimmt, spürt gar nichts. Derjenige, der dagegen mehrere Becher des frisch gebrauten Tranks zu sich nimmt, kann sicher viel über die Auswirkungen berichten. Letzten Endes muss jeder seine Erfahrungen selbst machen. Das gilt vor allem, wenn damit lediglich die Stimmung gehoben werden soll. Möchten Sie die Kava-Wurzel für therapeutische Zwecke nutzen, sollten Sie ohnehin einen Fachmann zu Rate ziehen, der Ihnen die beste Dosis und Darreichungsform empfehlen kann.

Allgemeines

Ein Mann von 44 Jahren bereitete sich zweimal täglich einen Kava-Drink zu. Nach ungefähr zwei Wochen fühlte er sich nicht nur wesentlich ruhiger, sondern stellte fest, dass er insgesamt eine viel positivere Lebenseinstellung bekommen hatte.

Eine Person hat Schwierigkeiten, die Gefühle zu beschreiben, die sie nach dem Kava-Genuss empfand. Sie spricht von Entrücktheit. Sie würde die Umgebung ganz anders wahrnehmen. Allerdings sei der Geschmack und das Taubheitsgefühl auf den Lippen und im gesamten Mundraum so abstoßend, dass sie auf die psychische Wirkung zukünftig lieber verzichten wolle.

Entspannung

Ein 34 Jahre alter Mann berichtet, er habe sich einen Kava-Trank aus einem Fertigpulver angerührt. Nach nur zehn Minuten setzte eine angenehme Entspannung ein, die ungefähr zwei Stunden anhielt.

Eine Frau gibt an, von Stresssymptomen befreit zu sein, seit sie Kava regelmäßig zu sich nimmt. Auch wurde sie vorher von Migräneanfällen attackiert. Diese seien seit der Einnahme nicht mehr aufgetreten.

Eine 47 Jahre alte Frau erzählt, dass sie mit Arbeiten überhäuft wurde. Dabei ging es um diverse Terminangelegenheiten, die sie unter heftigen Zeitdruck brachten. Sie probierte einen Kava-Drink und fühlte sich nach dem Konsum ruhiger. Das Gefühl, zu versagen und die Aufgaben nicht pünktlich erfüllen zu können, war verschwunden. Ihre Konzentration und überhaupt ihre geistigen Fähigkeiten blieben jedoch voll erhalten, so dass sie ihre Arbeit leistungsfähig und in Ruhe zu Ende bringen konnte.

Nikotinentzug

Eine Gruppe von Rauchern nahm Kava, um einige Tage zu überbrücken, die sie ohne Zigaretten auskommen musste. Aufkommende Unruhe oder Beklemmungsgefühle im Zusammenhang mit dem Nikotinentzug verschwanden.

Panikattacken

Eine Patientin, deren Panikattacken jahrelang mit Benzodiazepinen therapiert wurden, stellte, nachdem sie auf Kava-Präparate umgestiegen war, fest, dass die Wirkung der Wurzel effektiver war als die der zuvor genommenen Psychopharmaka. Außerdem erwähnte sie lobend die ausgesprochen gute Verträglichkeit ohne Nebenwirkungen.

Wirkung auf die Sexualität

Ein Mann berichtet, dass er einige Stunden nach dem Genuss von Kava ins Bett ging. Die eigentliche Wirkung, nämlich Beruhigung und Euphorie, sei bereits abgeklungen gewesen. Nach- oder Nebenwirkungen habe er nicht verspürt, außer dass er sich sehr stark zu seiner Freundin hingezogen gefühlt habe. Er unternahm daraufhin später weitere Versuche mit kleineren Mengen gemahlener Wurzel, die er über Nacht eingeweicht und dann abgeseiht hatte. Wieder spürte er eine deutliche Lust, mit seiner Freundin zu schlafen. Darüber hinaus berichtet er, dass der Akt von ihm intensiver erlebt wurde und er sich leidenschaftlicher als üblich verhielt.

Zahnarztbesuch

Eine besonders schmerzempfindliche Person hat Kava vor dem Zahnarztbesuch eingenommen. Die Wirkung war umwerfend. Die Behandlung an sich war wesentlich weniger unangenehm, als es ohne jegliche Betäubung der Fall gewesen wäre. Außerdem blieb das taube Gefühl weg, das normalerweise nach einer lokalen Anästhesie durch Spritze entsteht.

Was frühere Reisende in die Südsee berichteten

So viel zu Beobachtungen, die von modernen Menschen über zeitgemäße Kava-Zubereitungen gemacht wurden. Am Ende der Lektüre dieses Büchleins angelangt, werden Sie Spaß an den Aufzeichnungen von Dr. Lewin, einem Dozenten der Pharmakologie an der Universität Berlin, haben, die schon 1886 erschienen sind. Er gibt darin unter anderem Angaben Reisender wieder, die sozusagen noch mit der ursprünglichen Kava-Zubereitung in der Südsee Erfahrungen machen durften. In seinem Text ist zu lesen, dass das Getränk eine speicheltreibende Wirkung hatte. Zunächst verursache es einen Seifenwassergeschmack, der dann einem Gefühl von Kälte im Gaumen weiche. Gerade dieses Gefühl, das sich nach seinen Angaben zwei Stunden hielt, sei es gewesen, weshalb Reisende Kava als Erfrischung bei großer Hitze gewählt hätten.

Ein berauschendes Getränk sei es nicht, sondern lediglich ein kühlender Tee. So wurde der Trank beschrieben. Er mache höchstens den Kopf klar und stärke die Geisteskräfte. Man fühle sich, so berichteten andere Reisende, frisch und behaglich. Außerdem mehre sich der Appetit, vor allem dann, wenn man den Drink eine halbe Stunde vor dem Essen konsumiere. Einige Reisende gaben sogar an, Kava Champagner vorzuziehen. Und schließlich zitiert er aus Cooks Reiseberichten. Dr. Lewin bemerkt, dass dort eigenartige narkotische Erscheinungen beschrieben werden. Einige Leute der Schiffsmannschaft hätten das Getränk genossen, woraufhin bei ihnen Wirkungen wie von Spirituosen oder gar Opium beobachtet werden konnten. Nach kleinen Mengen traten zunächst keine körperlichen Anzeichen auf. Die Seeleute genossen lediglich Zustände glücklicher Sorglosigkeit, Behaglichkeit und Zufriedenheit. Ihre Sprache wurde frei. Außerdem fiel auf, dass die sonst wohl eher rauhen Herren besänftigt wirkten. Keiner von ihnen wurde böse, streitsüchtig oder lärmend. Nach größeren Mengen wurde zusätzlich eine Mattigkeit der Glieder bemerkt. Die Muskelkräfte schienen, so Dr. Lewin, nicht mehr dem eigenen Willen zu unterstehen. Gegenstände vor dem Auge verschwammen und das Bedürfnis nach Schlaf wuchs. Zum Schluss erwähnt er noch, dass nach großen Mengen oder extrem starken Dosen sehr schnell ein rauschähnlicher Schlaf eintrat, aus dem sich der Trinker nur ungern wecken ließ. Der Schlaf wurde von unzusammenhängenden Träumen, manchmal auch von erotischen Visionen begleitet.

Anhang

Bezugsquellen

Es ist nicht ganz leicht, im deutschsprachigen Raum frische Kava-Pflanzenteile zu beziehen. Am besten sehen Sie im Branchenbuch einer Großstadt nach, die in ihrer Nähe ist (sofern Sie nicht ohnehin in einer Großstadt leben). Dort finden Sie unter dem Stichwort „Kräuter" Kräuterhandlungen. Möglicherweise haben sie Kava im Sortiment oder können es Ihnen besorgen. Ansonsten lohnt sich der Weg ins Reformhaus, wo diverse Präparate angeboten werden, in denen Kava enthalten ist. Auch in der Apotheke werden Sie sicher gut beraten. So gibt es zum Beispiel Kapseln von der Firma Ratiopharm oder Krewel Meuselbach, die nicht verschreibungspflichtig sind.

Besonders hervorheben möchte ich den zuletzt genannten pharmazeutischen Hersteller Krewel Meuselbach. Dort gibt es eine hervorragende medizinisch-wissenschaftliche Abteilung, in der das Wissen über die Kava-Pflanze und ihre pharmakologische Wirkung sorgsam aufbewahrt und untersucht wird.

Literaturempfehlungen

G. Baumgart: Handbuch Volksmedizin. Bechtermünz Verlag, Augsburg 1998

Dr. L. Lewin: Über Piper methysticum. Verlag von August Hirschwald, Berlin 1886

M. Pahlow: Das große Buch der Heilpflanzen. Gräfe und Unzer Verlag, München 1993

Register

Abhängigkeit 17
Alkoholentzug 65 ff.
Alterserkrankungen 67 ff.
Angstzustände 7, 18 ff., 22, 24, 31 ff., 35, 59 ff., 66
Aphrodisiakum 49 ff.

Bauchschmerzen 21 f.
Beruhigungsmittel 61 f., 64, 70
Betäubungsmittel 7, 9

Depressionen 7, 22 ff.

Ernährung 19, 21, 27, 32, 48, 53

Fasten 44 ff.

Halsschmerzen 25 f.
Hirnschlag 26 f., 59

Kava-Kava
allergische Reaktionen 56 f.
Begriff 10 f.
Botanik 11 f.
Drogenpulver 12, 15 f.
Extrakt 12 f.
Fertigpräparate 15, 76
Herkunft 8 f.
Inhaltsstoffe 13 ff.
Kapseln 11 f., 15 f., , 62 f., 66, 72, 76
Nebenwirkungen 52 ff.
Verarbeitung 12
klimakterisches Syndrom 70 f.
Konzentrationsfähigkeit 7, 64
Konzentrationsschwäche 27 f., 66
Kopfschmerzen 29 ff., 42 f.
Kreislauf 28, 46

Migräne 29 f., 43, 73
Muskelverspannungen 30 f., 38

Nervensystem 15, 17, 19 f.
Nervosität 21, 24, 59 f., 62

Operationsvorbereitung 61 f.

Panikattacken 31 ff., 73
Phobien 18
Piper methysticum 8
Placebos 62, 64, 66, 71
Psychopharmaka 7, 17, 21, 60, 66, 73
Psychophytopharmaka 17, 60
psychosomatische Beschwerden 70
Psychotherapie 23 ff., 33 ff.

Rauschmittel 8
Rauschpfeffer 7 f.
Rheuma 36 f., 43
Rückenschmerzen 37 f.

Schlafschwierigkeiten 9, 19 f., 24, 39 ff., 66
Schlaganfall 26
Schmerzen 42 f.
Schmerzmittel 7, 9, 59
Schwangerschaft 9, 23, 43, 52
seelisches Befinden 18, 20, 36, 49, 72 f., 75
Sexualität 49 ff., 74
Stoffwechsel 19, 65

Tantra-Yoga 51
Tranquilizer 70
natürliche 7

Verdauungsbeschwerden 43 ff.

Wechseljahre 23
Wissenschaft 7, 43, 52, 58 ff.

Zahnprobleme 47 f., 54

Mensch und Gesundheit

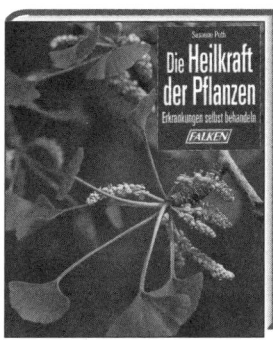

Die Heilkraft der Pflanzen
Von S. Poth – 208 S.,
194 Farbfotos, gebunden
ISBN: 3-8068-**4862**-9
Preis: DM 39,90

Vorgestellt werden etwa 100 Heilpflanzen mit botanischer Beschreibung, Inhaltsstoffen, Einsatzmöglichkeiten und Besonderheiten. Die einzelnen Pflanzen sind den Krankheiten zugeordnet – der medizinische Laie findet sofort die für ihn relevanten Pflanzen.

Neurodermitis
Von Prof. Dr. med. Dr. phil. S. Borelli, Prof. Dr. med. J. Rakoski
136 S., 6 s/w-Fotos, 10 s/w-Zeichnungen, kartoniert
ISBN: 3-8068-**1649**-2
Preis: DM 24,90

Viele Menschen leiden unter Neurodermitis. Da es verschiedene Auslöser gibt, haben zahlreiche Betroffene bereits fehlgeschlagene Therapieversuche hinter sich. Dieses Buch hilft ihnen und ihren Angehörigen, den individuell richtigen Umgang mit der Erkrankung zu erlernen.

Rückenschmerzen
Von G. Leibold – 112 S.,
zweifarbig, 30 Zeichnungen, kartoniert
ISBN: 3-635-**60059**-8
Preis: DM 14,90

Haben Sie auch Rückenschmerzen? Dieser Ratgeber beschreibt die Ursachen, erklärt allgemein verständlich die Krankheitsbilder und informiert über natürliche Heilweisen.

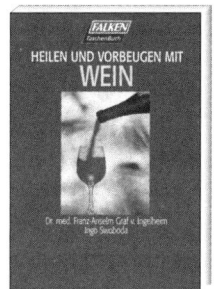

Heilen und vorbeugen mit Wein
Von Dr. med. F.-A. Graf v. Ingelheim, I. Swoboda, 96 S., 46 s/w-Zeichnungen, kartoniert
ISBN: 3-635-**60311**-2
Preis: DM 14,90

Im Wein ist Gesundheit! Das wußten schon die alten Griechen. Auch Wissenschaftler haben die lebensverlängernde und vorbeugende Wirkung des Rebensaftes bewiesen. Dieser Ratgeber fasst die Anwendungen und Wirkungen der wohlschmeckenden Medizin zusammen.

Autogenes Training
Von R. Faller – 110 S.,
3 s/w-Zeichnungen, kartoniert
ISBN: 3-635-**60009**-1
Preis: DM 9,90

Durch autogenes Training haben bereits Millionen Menschen zu mehr Lebensfreude und Selbstsicherheit gefunden. Die in diesem Buch dargestellten Übungen führen stufenweise zur positiven Beeinflussung der seelischen Haltung und zu völliger Entspannung.

Fußsohlenmassage
Von G. Leibold – 96 S.,
73 Zeichnungen, kartoniert
ISBN: 3-635-**60036**-9
Preis: DM 11,90

In China entdeckte man schon vor Tausenden von Jahren, dass zahlreiche Zonen des Fußes in einer besonderen Art reflektorischer Beziehung zum übrigen Körper stehen. In diesem praxisorientierten Ratgeber erfahren Sie, wie Sie die heilsamen Wirkungen der Fußmassage für sich selbst nutzen können.

Natürlich heilen

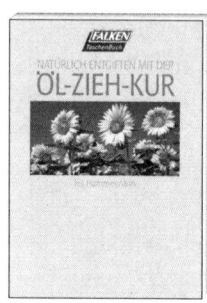

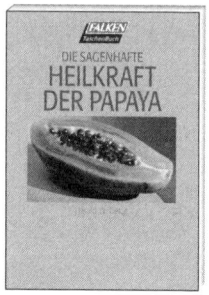

**Natürlich entgiften mit der
Öl-Zieh-Kur**
Von I. Hammelmann, 80 S.,
10 s/w-Fotos, kartoniert
ISBN: 3-635-**60391**-0
Preis: DM 10,90

Das „Kauen" von hochwertigem
Sonnenblumenöl dient der Entgiftung
des Körpers und trägt dazu bei, die
Abwehrkräfte zu stärken. Wie das
Ölkauen funktioniert und welche
Naturheilmethoden die positive Wirkung der Ölkur unterstützen, erläutert
dieser Ratgeber.

Apfelessig, Kräuteressig & Co.
Von R. Knoller, 96 S.,
24 s/w-Fotos, kartoniert
ISBN: 3-635-**60378**-3
Preis: DM 12,90

Essig ist eines der ältesten und bewährtesten Heilmittel der Menschheit.
Dieses FALKEN TaschenBuch zeigt
Ihnen, wie vielseitig die zahlreichen
Essigsorten in der inneren und äußeren Anwendung sind.

**Grapefruitkernextrakt
für Gesundheit und Kosmetik**
Von R. Knoller, 80 S.,
10 s/w-Fotos, kartoniert
ISBN: 3-635-**60379**-1
Preis: DM 12,90

Der Grapefruitkern-Extrakt wirkt antibakteriell und tötet Viren ab, er ist
vielseitig einsetzbar für die Gesundheits- und Schönheitspflege und bietet eine ideale Ergänzung jeder Hausapotheke. Dieser Ratgeber informiert
Sie über die gesamten Anwendungsmöglichkeiten des Extrakts.

**Die sagenhafte Heilkraft
der Papaya**
Von H. W. Tietze, 80 S.,
12 s/w-Fotos, kartoniert
ISBN: 3-635-**60396**-1
Preis: DM 12,90

Schon lange ist den Naturvölkern die
Heilkraft der Papaya bekannt. Sie wirkt
gegen Infektionen, als Beruhigungs-
und Stärkungsmittel. Auch bei Krebserkrankungen wird ihr heilende Wirkung nachgesagt. In diesem Ratgeber
erfahren Sie mehr über die Papaya
und ihr Konzentrat.

**Teebaumöl für Gesundheit
und Schönheit**
Von S. Poth, 80 S.,
10 s/w-Fotos, kartoniert
ISBN: 3-635-**60344**-9
Preis: DM 12,90

Teebaumöl wird wegen seiner guten
Wirksamkeit geschätzt, es ist vielseitig
und gut verträglich. Dieses FALKEN
TaschenBuch beschreibt fundiert die
verschiedenen Therapien und die
Anwendungen in der alltäglichen
Körperpflege.

Grüner Tee
Von C. Teufl, 80 S.,
40 Farbfotos, kartoniert
ISBN: 3-635-**60150**-0
Preis: DM 14,90

Grüner Tee ist ein feiner und zugleich
heilsamer Genuss. Dieser Ratgeber
stellt die verschiedenen Grünteespezialitäten vor und informiert Sie
über die richtige Zubereitung, die
Inhaltsstoffe und die Heilwirkungen.

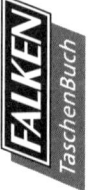